AF314824

COURS

D'ACCOUCHEMENS,

EN FORME

DE CATÉCHISME,

PAR DEMANDES ET PAR RÉPONSES,

Contenant des principes certains sur la théorie & la pratique, en faveur des Sages-femmes & de ceux qui veulent exercer cette partie de la Médecine & de la Chirurgie.

Par JACQUES TELINGE, *Docteur en Médecine, Médecin pensionné de la Ville & de l'Hôtel-Dieu de Rhétel-Mazarin, Professeur en l'art des Accouchemens.*

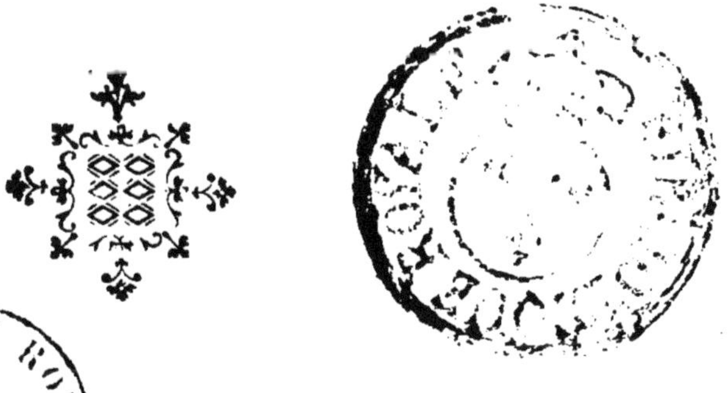

A PARIS,

Chez D'HOURY, Imp.-Lib. de Mgr le Duc D'ORLÉANS, rue de la Vieille Boucleric, au St-Esprit.

M. DCC. LXXVI.

AVEC APPROBATION ET PRIVILEGE DU ROI.

A MONSEIGNEUR

ROUILLÉ D'ORFEUIL,

Grand Croix, Maître des cérémonies de l'Ordre royal & militaire de Saint-Louis, Conseiller du Roi en ses Conseils, Maître des Requêtes honoraire de son Hôtel, Intendant de Justice, Police & Finances en la province & frontiere de Champagne.

MONSEIGNEUR,

VOTRE AMOUR pour le bien public vous a fait sentir tous les avantages des cours d'accouchemens établis

a ij

iv

en faveur des sages femmes. Vous avez
aussi-tôt procuré ce secours nécessaire à
la Province que vous comblez tous les
jours de vos bienfaits. Ce petit Ouvrage
doit assurer l'utilité d'un établissement,
si digne d'un Magistrat aussi éclairé,
que sensible aux malheurs du peuple,
victime de l'ignorance ; il a donc des
droits sur votre protection. Daignez,
MONSEIGNEUR, en recevoir avec
bonté le respectueux hommage.

Je suis avec un profond respect,

MONSEIGNEUR,

Votre très-humble &
très-obéissant servi-
teur, TELINGE,
D. M.

AVERTISSEMENT.

JE dois à mes lecteurs l'aveu que je n'ai d'autre mérite dans cet ouvrage, que celui de la rédaction. Tant de bons auteurs ont écrit fur les accouchemens, que ce feroit fe faire illufion de croire pouvoir dire quelque chofe de nouveau fur cette matiere. Je ne prétends donc pas à la qualité d'auteur, je ferai plus flatté de celle d'ami de l'humanité. Je n'ai cu, en préfentant ce catéchifme, d'autre intention, que de mettre entre les mains des sages-femmes, un ouvrage simple & à leur portée, qu'elles puissent consulter dans les cas difficiles qu'elles rencontreront. Cette intention doit me répondre de l'indulgence de mes confreres, chargés comme moi de l'instruction de ces femmes, dont on exige plutôt une pratique sûre, qu'une brillante érudition. On ne sera donc pas étonné que je ne sois entré dans aucune de ces questions épineuses, faites plutôt pour exercer l'imagination des savans que pour éclairer ceux qui pratiquent l'art des accouchemens. J'ai même cru ne

devoir faire connoître des parties de la génération, que celles
dont les vices ou les bleſſures
peuvent mettre obſtacle à l'accouchement.

Je diviſerai cet Ouvrage en
quatre parties, & chaque partie
en pluſieurs chapitres.

La premiere partie renfermera
tout ce que les ſages-femmes
doivent connoître des parties de
la génération, & les vices de
ces parties qui mettent obſtacle
à l'accouchement. J'y parlerai de
la formation du fœtus & de toutes les parties qui en dépendent,
de la poſition naturelle du fœ-

tus dans la matrice, & enfin des signes de la groffeffe.

La feconde partie traitera de l'accouchement en général, de fes différentes efpeces, des fignes de l'accouchement, des précautions néceffaires avant l'accouchement, des fignes de la vie ou de la mort de l'enfant, de l'accouchement naturel, de ce qu'il y a à faire dans cet accouchement & des précautions qu'il faut prendre lorfqu'il eft terminé.

La troifieme partie contiendra les accouchemens laborieux, leurs caufes, les fignes qui les annoncent, & les manœuvres néceffaires

néceſſaires pour les terminer heu-
reuſement. Je parlerai auſſi dans
cette partie, de la fauſſe couche,
de la mole & enfin de quelques-
uns de ces accidens qui arrivent
dans les accouchemens laborieux, & de la maniere d'y remédier.

La quatrieme partie com-
prendra les accouchemens contre nature, les ſignes qui les font
ſoupçonner dès le commencement du travail, les différentes
manœuvres néceſſaires pour les
réduire. Je dirai quelque choſe
de la mort de l'enfant dans la
matrice, de ſa pourriture dans

ce viscere, & enfin de la maniere d'extraire la tête séparée
du corps. Cette partie sera ter-
minée par un petit discours sur
les devoirs des sages-femmes.

APPROBATION.

J'ai lu par ordre de Monseigneur le Garde des Sceaux un manuscrit intitulé : *Catéchisme ou cours d'Accouchemens, par demandes & par réponses, à l'usage des sages-femmes, & de ceux qui se destinent à pratiquer les accouchemens,* par M. Telinge, Docteur en Médecine, Médecin pensionné de la ville & de l'hôtel-dieu de Réthel-Mazarin, Démonstrateur en l'art des Accouchemens. Je n'y ai rien trouvé qui puisse en empêcher l'impression. A Paris le 8 Mai 1775. RAULIN.

PRIVILEGE DU ROI.

LOUIS, par la grace de Dieu, Roi de France & de Navarre : A nos amés & féaux Conseillers, les Gens tenans nos Cours de Parlement , Maîtres des Requêtes ordinaires de notre Hôtel, Conseils Supérieurs, Prevôt de Paris, Baillifs, Sénéchaux , leurs Lieutenans Civils & autres nos Justiciers qu'il appartiendra, SALUT. Notre amé le sieur TELINGE Nous a fait exposer qu'il désireroit faire imprimer & donner au Public un *Catéchisme ou cours d'Accouchemens, par demandes & par réponses, à l'usage des sages-femmes, & de ceux qui se destinent à pratiquer les accouchemens,* s'il nous plaisoit lui accorder nos Lettres de permission pour ce nécessaires. A CES CAUSES, voulant favorablement traiter l'Exposant, Nous lui avons permis & permettons par ces Présentes, de faire imprimer ledit Ouvrage autant de fois que bon lui semblera, & de le faire vendre & débiter par tout notre Royaume, pendant le tems de trois années consécutives, à compter du jour de la date des Présentes : Faisons défenses à tous Imprimeurs, Libraires & autres personnes , de quelque qualité & condition qu'elles soient, d'en introduire d'impression étrangere dans aucun lieu de notre obéissance ; à la charge que ces Présentes seront enrégistrées tout au long sur le Registre de la Communauté des Imprimeurs & Libraires de Paris, dans trois mois de la date d'icelles ; que l'impression dudit Ouvrage sera faite dans notre

Royaume & non ailleurs, en bon papier & beaux
caracteres : que l'Impétrant fe conformera en tout
aux Réglemens de la Librairie, & notamment à celui
du dix Avril mil fept cent vingt-cinq, à peine de
déchéance de la préfente Permiffion ; qu'avant de
l'expofer en vente, le Manufcrit qui aura fervi de
copie à l'impreffion dudit Ouvrage, fera remis dans
le même état où l'approbation y aura été donnée, ès
mains de notre très-cher & féal Chevalier, Garde
des Sceaux de France, le Sieur HUE DE MIROMENIL,
qu'il en fera enfuite remis deux Exemplaires dans
notre Bibliothéque publique, un dans celle de notre
Château du Louvre, un dans celle de notre très-
cher & féal Chevalier, Chancelier de France, le
Sieur DE MAUPEOU, & un dans celle dudit Sieur
HUE DE MIROMENIL, le tout à peine de nullité
des Préfentes. DU CONTENU DESQUELLES vous
mandons & enjoignons de faire jouir ledit Expofant
& fes ayans caufes, pleinement & paifiblement, fans
fouffrir qu'il leur foit fait aucun trouble ou em-
pechement. Voulons qu'à la copie des Préfentes,
qui fera imprimée tout au long, au commencement
ou à la fin dudit Ouvrage, foi foit ajoûtée comme
à l'Original. Commandons au premier notre Huiffier
ou Sergent fur ce requis, de faire, pour l'exécution
d'icelles, tous actes requis & néceffaires, fans demander autre permiffion, & nonobftant clameur de
haro, chartre Normande & lettres à ce contraires :
CAR tel eft notre plaifir. DONNÉ à Paris le vingt-
deuxieme jour du mois de Mars, l'an mil fept cent
foixante-quinze & de notre regne le premier. Par le
Roi en fon Confeil. LE BEGUE.

*Regiftré fur le regiftre XIX de la Chambre Royale &
Syndicale des Libraires & Imprimeurs de Paris, N°. 79
fol. 387, conformément au Réglement de 1723, qui
fait défenfes, article IV, à toutes perfonnes de quelque
qualité & condition qu'elles foient, autres que les Libraires & Imprimeurs, de vendre, débiter, faire afficher
aucun livre pour les vendre en leurs noms, foit qu'ils
s'en difent les auteurs ou autrement, & à la charge de
fournir à la fufdite Chambre huit exemplaires prefcrits
par l'article 108 du même Réglement. A Paris ce 27
Mars 1775. SAILLANT, Syndic.*

CATÉCHISME

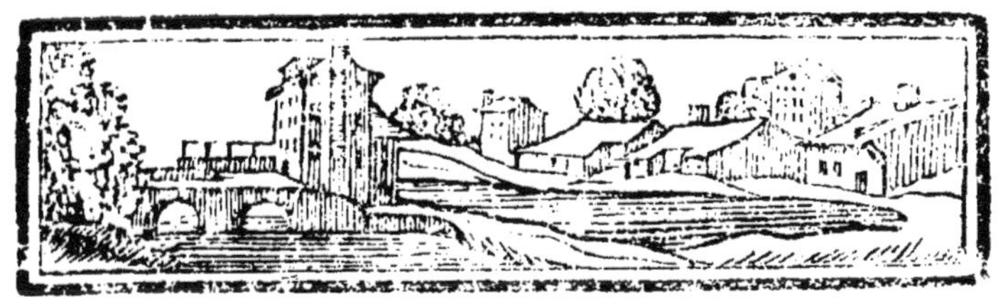

CATÉCHISME

OU

COURS

D'ACCOUCHEMENS,

PAR DEMANDES ET PAR RÉPONSES,

A l'usage des Sages-femmes & de ceux qui se destinent à pratiquer les Accouchemens.

PREMIERE PARTIE.

CHAPITRE PREMIER.

DES parties qu'il faut connoître dans l'accouchement.

Demande. COMBIEN il y a-t-il de sortes de parties qu'il est nécessaire de connoître dans l'accouchement ?

A

Réponse. Il y en a de deux sortes, des dures & des molles.

D. Quelles sont les parties dures ?

R. Ce sont les os qui forment le bassin.

D. Qu'est-ce que le bassin ?

R. C'est un espace fermé de toutes parts par les os, les cartilages, les ligamens, les muscles, &c.

D. De combien d'os le bassin est-il composé ?

R. Le bassin est composé de trois os, deux grands & un petit.

D. Comment appelle-t-on les deux grands os du bassin ?

R. On les appelle les os innominés.

D. Ces deux os sont-ils chacun d'une seule piece ?

R. Non, ils sont composés, dans les enfans, chacun de trois pieces qui, dans un âge plus avancé, se réunissent en un seul os.

D. Comment nomme-t-on ces différentes pieces, & quelle est leur position ?

R. La premiere se nomme l'os des isles, & se trouve au haut & au côté du bassin. Cette piece forme la hanche de chaque côté.

La seconde est appelée l'os pubis, & se trouve en devant du bassin.

La troisieme est les os ischion & est placée au bas & au côté du bassin.

D. Ne remarque-t-on rien dans la forme de ces différentes pieces?

R. On trouve à l'os des isles, en dedans du bassin, une cavité nommée la cavité iliaque. L'os pubis forme un arc dont la cavité est en dedans du bassin, & les os ischion ont, chacun à sa partie inférieure, une éminence osseuse appelée tubérosité. On trouve encore, de chaque côté du bassin, entre le pubis & l'ischion, une ouverture ovale, nommée trou ovalaire.

D. Comment nomme-t-on le petit os qui est le troisieme du bassin, & où se trouve-t-il?

R. On le nomme l'os *sacrum*, & il ferme le bassin par derriere.

D. Comment est fait l'os *sacrum* ?

R. Il est triangulaire, beaucoup plus large & plus épais en haut qu'en bas, il se termine en pointe par un petit os nommé coccyx. Il est lisse & poli en dedans du bassin, hérissé de pointes en dehors & il est percé de plusieurs trous qui donnent passage à des nerfs. La tête, où la partie supérieure est convexe & s'avance un peu dans le bassin, sa pointe se recourbe dans le bassin.

D. Le coccyx est donc une piece séparée de l'os *sacrum* ?

R. Oui, le coccyx tient au *sacrum* par des ligamens assez souples pour lui permettre de se porter en arriere. Ce petit os qui forme le croupion est lui-même composé de plusieurs petits os réunis ensemble par des cartilages.

D. Comment les os innominés & l'os *sacrum* forment-ils le bassin ?

R. Les os des isles s'attachent par derriere à l'os *sacrum*, chacun par un cartilage, les os pubis se réunissent en devant aussi par un cartilage, & l'espace contenu entre eux se nomme, comme nous l'avons déjà dit, le bassin.

D. Comment divise-t-on le bassin ?

R. On le divise en grand & en petit, ou en détroit supérieur & détroit inférieur.

D. Qu'est-ce que le grand bassin ou le détroit supérieur ?

R. Le grand bassin ou détroit supérieur est l'espace contenu entre les parties supérieures des os *sacrum* & pubis & les parties inférieures des os des isles.

D. Qu'est-ce que le petit bassin, ou le détroit inférieur ?

R. C'est l'espace contenu entre les parties inférieures des os *sacrum* & pubis & les tubérosités des os ischion.

D. Quelles sont les dimensions du grand & du petit bassin ?

R. Le grand bassin a ordinairement quatre pouces & demi de devant en

arriere, & environ cinq pouces & demi d'un côté à l'autre. Le petit baſſin a
trois pouces & demi de diametre de
devant en arriere, & quatre pouces
d'un côté à l'autre.

D. Ces dimenſions ne varient-elles
pas ?

R. Elles varient ſuivant les vices de
conformation qui ſe rencontrent dans
les os qui forment le baſſin.

D. Quels peuvent être les vices de
conformation des os du baſſin ?

R. Il y en a quatre. Le premier eſt
la trop grande ſaillie de la partie ſupérieure interne de l'os *ſacrum* dans le
baſſin. Le ſecond, le rapplatiſſement
des os *pubis* dans le baſſin. Le troiſieme,
le trop de groſſeur ou de longueur des
tubéroſités des os iſchion. Le quatrieme, le prolongement ou le trop de
roideur de la pointe de l'os *ſacrum* &
du coccyx.

D. Quels ſont les effets de ces vices?

R. Les deux premiers rétréciſſent le

détroit supérieur du bassin, les deux derniers rétrécissent le détroit inférieur.

CHAPITRE II.

Des Parties molles.

D. Quelles sont les parties molles qu'il est nécessaire de connoître dans l'accouchement ?

R. On les divise en externes & en internes.

D. Quelles sont les parties molles externes ?

R. Les parties molles externes sont les grandes levres & la fourchette.

D. Qu'est-ce que les grandes levres ?

R. Les grandes levres sont des replis de la peau, qui forment ce que l'on appelle vulgairement les parties naturelles.

D. Qu'est-ce que la fourchette ?

R. La fourchette est un ligament

membraneux qui réunit les grandes levres par en bas.

D. Quelle eſt la fonction de ces par-ties dans l'accouchement ?

R. C'eſt de ſe dilater au point de donner paſſage à l'enfant.

D. Quelles ſont les parties molles internes ?

R. Ce ſont le vagin, la matrice, les ligamens de la matrice, les ovaires & les trompes de Fallope.

D. Qu'eſt-ce que le vagin ?

R. Le vagin eſt un conduit qui prend depuis les grandes levres, & ſe termine au col de la matrice en l'embraſſant.

D. Quelles ſont la longueur & la largeur du vagin ?

R. Le vagin a ſix à ſept pouces de longueur & un pouce de largeur.

D. De quoi le vagin eſt - il com-poſé ?

R. Il eſt compoſé de pluſieurs mem-branes capables d'une grande dilata-tion. Celle que l'on touche, lors de l'accouchement, est ridée dans presque toute sa longueur.

D. Ne trouve-t-on rien à l'entrée du vagin ?

R. On y trouve quelquefois une membrane faite en demi-cercle, que l'on nomme *hymen*, mais elles ne se trouve que chez les filles vierges.

D. Qu'est-ce que la matrice ?

R. La matrice est un viscere creux, qui a la forme d'une poire applatie & renversée, de maniere que la partie la plus large est en haut, & la plus étroite se termine dans le vagin.

D. Combien distingue-t-on de parties dans la matrice ?

R. On en distingue trois, qui sont le fond, le col & l'orifice.

D. Qu'est-ce que le fond de la matrice ?

R. Le fond de la matrice est sa partie la plus grande, elle en fait au moins les deux tiers.

D. Qu'est-ce que le col de la matrice ?

R. C'eſt la partie de ce viſcere la plus étroite, c'eſt cette partie qui ſe termine dans le haut du vagin en forme de muſeau.

D. Qu'eſt-ce que l'orifice de la matrice ?

R. C'eſt une ouverture qui ſe trouve à l'extrémité & en travers, d'un côté à l'autre du col de la matrice.

D. Cet orifice eſt-il exactement fermé ?

R. Non, il eſt entr'ouvert lorſque la femme n'eſt pas enceinte.

D. Quelles ſont la longueur & l'épaiſſeur de la matrice dans l'état ordinaire ?

R. La matrice, lorſque la femme n'eſt pas enceinte, a ordinairement trois à quatre travers de doigt de longueur ſur un pouce d'épaiſſeur.

D. Où la matrice eſt-elle ſituée ?

R. La matrice eſt ſituée dans le bas ventre, au haut du baſſin, entre la veſſie & l'inteſtin *rectum.*

D. Comment la matrice est-elle située ?

R. Elle est droite, de maniere que son fond, son col & son orifice répondent exactement à la direction du vagin.

D. La matrice est-elle libre dans le bassin ?

R. Non, elle est attachée en devant, par le col, à la vessie, & en arriere à l'intestin *rectum*. Elle est encore soutenue par quatre ligamens, deux larges & deux ronds.

D. Qu'est-ce que les ligamens larges de la matrice ?

R. Les ligamens larges de la matrice, sont des replis de la derniere enveloppe du bas-ventre appelés péritoine ; ils passent par dessus la crète des os des isles, & vont s'attacher dans les environs des reins.

D. D'où naissent les ligamens larges ?

R. Ils naissent du haut & des côtés de la matrice.

D. Qu'eft-ce que les ligamens ronds?

R. Les ligamens font deux cordons qui naiffent, comme les ligamens larges, du haut & de chaque côté de la matrice, & defcendent fur le devant & la partie fupérieure des cuiffes, où ils s'épanouiffent en forme de patte d'oie.

D. Qu'eft-ce que les trompes de Fallope?

R. Les trompes de Fallope font deux conduits qui naiffent des côtés & du haut de la matrice; ils s'étendent le long des ligamens larges, & fe terminent par une frange appelée le morceau frangé ou morceau du diable. Chaque trompe a fon embouchure dans le fond de la matrice.

D. Qu'eft ce que les ovaires?

R. Les ovaires font deux petits corps blanchâtres, de figure ovale, un peu applatis, qui fe trouvent fur les ligamens larges, un de chaque côté.

D. Les ovaires n'ont-ils pas de ligamens particuliers?

R. Oui, ils ont chacun un ligament rond & creux que l'on nomme déférent.

D. Toutes ces parties font-elles fujettes à des vices comme les parties dures ?

R. Oui, on rencontre fouvent des vices dans le vagin & dans la matrice. Les autres parties n'y font pas fujettes.

D. A combien de vices le vagin eft-il fujet ?

R. A quatre principaux. 1°. Le vagin peut être trop étroit. 2°. Ses membranes peuvent être trop dures pour fe dilater aifément. 3°. La membrane appelée hymen, qui quelquefois fe trouve à l'entrée du vagin, peut être trop épaiffe & trop dure. 4°. Le quatrieme vice eft le relâchement du vagin.

D. Combien rencontre - t - on de vices dans la matrice ?

R. La matrice a trois vices particuliers ; le premier eft la dureté & le racorniffement des bords de fon orifice ;

le fecond, la foibleffe ou la perte du reffort du fond de la matrice; le troifieme eft l'obliquité de la matrice.

D. Qu'entendez-vous par l'obliquité de la matrice ?

R. La matrice eft oblique, lorfqu'au lieu d'être entierement dans la direction du vagin, elle fe trouve penchée ou en devant ou en derriere, ou fur l'un ou l'autre des côtés.

CHAPITRE III.

Du fœtus & de toutes les parties qui naiffent avec lui.

D. OU le fœtus fe forme-t-il ?

R. Le fœtus fe forme dans le fond de la matrice.

D. Comment le fœtus prend-il naiffance dans la matrice ?

R. Cette queftion eft trop obfcure pour que nous entreprenions d'y répondre.

D. Le fœtus se forme-t-il seul dans la matrice ?

R. Non, la matiere qui fournit à la génération du fœtus, fournit aussi & en même tems à la production des enveloppes, des eaux, du cordon ombilical & du placenta.

D. Combien y a-t-il d'enveloppes ?

R. Il y en a deux, la premiere, qui est la plus épaisse, se nomme *chorion*; la seconde, qui est ordinairement fort mince & transparente, s'appelle *amnios*.

D. A quoi servent les enveloppes ?

R. Elles forment un sac qui contient le fœtus & les eaux dans lesquelles il nage.

D. Les eaux ne servent-elles qu'à soutenir le fœtus ?

R. Elles servent encore, en s'écoulant lors de l'accouchement, à humecter le passage, favoriser sa dilatation & par conséquent à faciliter la sortie de l'enfant.

D. Qu'est-ce que le placenta ?

R. Le placenta eſt un corps, charnu, qui a la forme d'un gâteau, & qui eſt fait dans l'entrelacement d'une infinité de vaiſſeaux, tant arteres que veines.

D. Le placenta a-t-il pluſieurs faces?

R. Il en a deux, une qui regarde le fœtus, & l'autre qui s'attache au fond de la matrice. Celle qui regarde le fœtus eſt parſemée de gros vaiſſeaux qui la rendent raboteuſe. Celle qui s'attache au fond de la matrice, eſt convexe & reſſemble à une éponge. C'eſt à la premiere de ces deux faces que tiennent les enveloppes.

D. Qu'eſt-ce que le cordon ombilical?

R. C'eſt un conduit qui prend naiſſance du milieu du placenta, & va ſe perdre dans le ventre du fœtus à l'endroit que l'on nomme le nombril; il ſert à porter la nourriture du placenta au fœtus.

D. De quoi eſt fait le cordon ombilical?

R. Il

R. Il eſt compoſé des vaiſſeaux du placenta.

D. Le cordon n'a-t-il pas des vaiſſeaux particuliers ?

R. Oui, il en a trois, deux arteres & une veine, que l'on nomme arteres & veine ombilicales.

D. Quel eſt l'uſage de ces trois vaiſſeaux ?

R. La veine porte le ſang du placenta au fœtus, & les arteres reportent au placenta le reſte de ce ſang, lorſque le fœtus s'en eſt nourri.

D. Quelle eſt la longueur ordinaire du cordon, & comment eſt-il fait ?

R. Le cordon a ordinairement environ une aune de longueur, il eſt tortueux & inégal.

D. Les arteres ombilicales ont-elles les mêmes mouvemens que les autres arteres ?

R. Oui, elles ont, comme toutes les autres arteres, les mouvemens de

dilatation & de refferrement, fembla-
bles à ceux du pouls.

D. Quelle eft la pofition du fœtus
dans la matrice ?

R. Le fœtus eft droit dans la matrice, de maniere que fa tête répond
au fond de la matrice, & fes pieds à
l'orifice. Il fe maintient dans cette fituation jufques vers les derniers tems de
la groffeffe, alors il fait la culbute &
préfente la tête à l'orifice de la matrice.

CHAPITRE IV.

Des fignes de la Groffeffe.

D. Avons-nous des fignes qui annoncent la groffeffe ?

R. Il y en a de deux efpeces, des
incertains, & d'autres qui font plus
certains.

D. Quels font les fignes incertains
de la groffeffe ?

R. Les fignes incertains, font la fuppreſſion des regles, les nauſées, les envies de vomir, les dégoûts, les appétits déréglés & le gonflement des ſeins.

D. Pourquoi regardez‑vous ces ſignes comme incertains ?

R. Parce que les regles peuvent ſe ſupprimer par toute autre cauſe que la groſſeſſe, & que la ſuppreſſion acciden‑telle ſuffit pour amener les nauſées, les dégoûts, &c.

D. Quels ſont donc les ſignes plus certains de la groſſeſſe ?

R. Il y en trois : le premier eſt que lorſqu'une femme a conçu, l'orifice de la matrice ſe ferme exactement.

Le ſecond eſt que le muſeau, formé par l'orifice de la matrice dans le vagin, s'applatit & continue de s'applatir de plus en plus à meſure que la groſſeſſe avance.

Le troiſieme eſt que, dans la groſ‑ſeſſe, l'orifice ſe porte un peu plus en arriere que dans l'état de vacuité.

D. N'y a-t-il pas de ſignes plus certains de la groſſeſſe ?

R. Non, il n'y en a pas d'autres
que ceux que nous venons de rappor-
ter, à moins qu'on ne regarde comme un ſigne les mouvemens de l'enfant, mais ce ſigne eſt trop certain pour
en être un.

SECONDE PARTIE.

CHAPITRE PREMIER.

*De l'Accouchement en général & de ſes
différentes eſpeces.*

D. Qu'est-ce que l'accouchement ?

R. L'accouchement eſt la ſortie de
l'enfant du ſein de ſa mere.

D. Quel eſt le terme ordinaire de
l'accouchement ?

R. Le terme ordinaire de l'accouchement eſt de neuf mois.

D. L'enfant vient-il quelquefois au monde avant ce terme ?

R. Oui, il peut venir dans tous les tems de la groſſeſſe, mais on n'appelle ſa ſortie accouchement proprement dit, que lorſque l'enfant peut vivre.

D. A quel terme, autre que neuf mois, l'enfant peut-il vivre ?

R. L'expérience prouve qu'un enfant né au terme de ſept mois, peut vivre : tout accouchement avant ce terme, ſe nomme fauſſe couche.

D. Comment appelle-t-on l'accouchement au terme de ſept mois & au-deſſus, avant les neuf mois ?

R. On l'appelle accouchement prématuré.

D. Combien y a t-il de ſortes d'accouchemens ?

R. Il y en a de trois ſortes, l'accouchement naturel, l'accouchement laborieux & l'accouchement contre nature.

D. Qu'eſt-ce que l'accouchement naturel ?

R. L'accouchement naturel est celui dans lequel l'enfant se présente par la tête, la face tournée vers l'os *sacrum*, & ne trouve aucun obstacle à sa sortie.

D. N'y a t-il que cet accouchement qui puisse être regardé comme naturel ?

R. On regarde encore l'accouchement par les pieds comme naturel, lorsque les deux pieds se présentent ensemble, & que les talons sont tournés vers les os pubis. Cependant nous mettons cet accouchement au nombre des laborieux, parce qu'il exige les secours de la sage-femme.

D. Qu'est-ce que l'accouchement laborieux ?

R. L'accouchement laborieux est celui dans lequel l'enfant se présente par la tête, comme dans l'accouchement naturel, mais rencontre des obstacles à sa sortie.

D. Qu'est-ce que l'accouchement contre nature ?

R. L'accouchement contre nature est celui dans lequel l'enfant se présente de maniere qu'il ne peut venir, sans que l'on change sa position dans la matrice.

CHAPITRE II.

Des signes de l'accouchement, & des précautions nécessaires avant l'accouchement.

D. Suffit-il qu'une sage-femme sache terminer un accouchement ?

R. Non ; il faut encore, lorsqu'elle est appelée, qu'elle puisse dire si la femme qui souffre accouchera bientôt ou non.

D. Quels sont les signes d'un accouchement prochain ?

R. Les principaux sont les douleurs, la dilatation de l'orifice de la matrice en rond, la formation des eaux à l'orifice de la matrice, & un écoulement glaireux par le vagin.

D. Les douleurs font-elles toujours un figne certain ?

R. Non ; les douleurs ne font un figne certain que lorfqu'elles font fortes, fréquentes, qu'elles partent des reins, & fe portent vers l'os pubis & l'os *facrum*, & que d'ailleurs elles font accompagnées de la dilatation de l'orifice de la matrice.

D. Comment connoît - on que la matrice fe dilate?

R. On n'a d'autre moyen de le reconnoître, que de toucher la femme.

D. Qu'eft-ce que toucher une femme ?

R. C'eft introduire le doigt *index* de la main droite dans le vagin, le porter jufqu'à l'orifice de la matrice : alors on reconnoît aifément s'il fe dilate ou non.

D. Y a-t-il plufieurs degrés de dilatation de l'orifice de la matrice?

R. Il y en a trois principaux que les
fages-femmes doivent bien obferver ,
pour ne pas être trompées fur l'heure
de l'accouchement , & prendre leurs
précautions à tems.

D. Quels font ces trois degrés de
dilatation ?

R. Le premier eft large à peu près
comme une piece de douze fols ; le
fecond eft environ le double ; & le
troifieme beaucoup plus large que les
deux autres, préfente un bourrelet vers
le pubis , formé par les membranes &
les eaux qui s'avancent.

D. Quelles font les précautions néceffaires lorfque la matrice commence
à fe dilater ?

R. Les moindres précautions font ici
de grande conféquence ; on doit donc,
auffi-tôt que l'orifice commence à fe
dilater , préparer du beurre frais ou de
l'huile d'olive , deux ou trois fils d'un
quart de long à peu près , faits chacun
de quatre ou cinq brins roulés enfem-

ble, cirés & noués aux deux bouts; des ciseaux, du vin & du sucre, & de l'eau.

D. A quoi servent ces précautions?

R. Le beurre frais ou l'huile servent à graisser les doigts de la sage-femme & le vagin, même l'orifice de la matrice pendant le travail. Les fils servent à lier le cordon ombilical, les ciseaux servent à couper le cordon lorsqu'il est lié. Avec le vin & le sucre on ranime l'enfant lorsqu'il est fatigué, & on le baptise avec l'eau, s'il est en danger de mort.

D. N'y a-t-il pas d'autres précautions à prendre?

R. On doit encore préparer le lit de la femme en couche, le garnir d'un drap plié en quatre, & se munir de linges doux, tant pour tirer l'enfant, s'il est nécessaire, que pour couvrir les parties de la femme pendant & après le travail, afin que l'air n'y pénetre pas.

CHAPITRE III.

Des signes de la vie ou de la mort de l'enfant.

D. Peut-on reconnoître si l'enfant est vivant dans le sein de la mere ?

R. Oui, on le peut, lorsque les membranes qui contiennent les eaux, sont percées ; car avant ce tems on n'en a d'autres signes que les mouvemens de l'enfant.

D. Quels sont donc les signes qui annoncent que l'enfant est vivant ?

R. Lorsque l'accouchement est naturel, on sent le battement de la fontanelle, vulgairement appelé la fontaine.

D. Mais si l'enfant présente toute autre partie que la tête, comment reconnoîtra-t-on qu'il est vivant ?

R. Si l'enfant présente le ventre, & qu'il soit vivant, on trouve le cordon

ombilical ferme & rempli, & on fent
le battement des arteres ombilicales.
S'il préfente le bras, on fentira le pouls;
s'il préfente toute autre partie, on cher-
chera à fentir ou le cordon, ou le pouls,
ou les mouvemens du cœur.

D. Quels font les fignes qui annoncent la mort de l'enfant?

R. Les fignes de la mort de l'enfant
font le défaut de battement de la fontanelle, des arteres ombilicales, du
pouls ou du cœur.

D. Peut - on diftinguer s'il y a déjà
plufieurs jours que l'enfant eft mort?

R. Lorfqu'il y a plufieurs jours que
l'enfant eft mort, la tête eft molle, les
os fe croifent les uns fur les autres, &
il fort de la matrice des liqueurs noirâ-
tres & puantes.

CHAPITRE IV.

De l'accouchement naturel.

D. Qu'est-ce que l'accouchement naturel ?

R. L'accouchement naturel, est comme nous l'avons déjà dit, celui dans lequel l'enfant se présente par la tête, la face tournée vers l'os *sacrum*, & ne rencontre aucun obstacle à sa sortie.

D. Comment reconnoît-on que l'accouchement sera naturel ?

R. On reconnoît que l'accouchement sera naturel, lorsqu'en touchant la femme, on trouve à l'orifice de la matrice, le sommet de la tête, la fontanelle plus portée vers l'os *sacrum* que vers le pubis, & que d'ailleurs on ne rencontre aucun obstacle.

D. Ne peut-on pas prendre quelque qu'autre partie pour la tête de l'enfant?

R. Lorsqu'on fait réellement attention on ne s'y trompe pas ; la tête est la feule de toutes les parties qui peuvent fe préfenter, qui offre une furface plane & unie, qui rempliffe exactement l'orifice de la matrice ; elle eft la feule fur laquelle on trouve la fontanelle.

D. Tous ces fignes fuppofent les membranes qui contiennent les eaux, déchirées ; mais ne peut-on pas reconnoître l'accouchement avant que ces membranes foient ouvertes?

R. Lorfque l'accouchement doit être naturel, les eaux rempliffent le cercle formé par la dilatation de l'orifice de la matrice, la poche qu'elles forment eft ronde, dure & s'avance pendant les douleurs, au lieu que dans les autres accouchemens les eaux font molles, étendues & moulées fur la partie qui fe préfente.

D. Lorfqu'on reconnoît que l'accouchement approche, que faut-il faire ?

R. On doit, autant qu'on le peut,

faire uriner la femme & la faire aller à la selle, ensuite on la couche sur le lit que l'on a préparé, on lui éleve la poitrine & la tête par des oreillers, on lui éleve aussi le bassin, en mettant un oreiller sous ses reins, on lui fait fléchir les jambes, écarter les cuisses, appuyer les pieds contre quelque chose de solide, & on confie le reste de l'ouvrage à la nature qui presque toujours se suffit à elle - même pour terminer heureusement l'accouchement naturel.

D. La sage-femme ne doit-elle pas chercher à aider la dilatation du vagin & de l'orifice de la matrice ?

R. Non ; la sage-femme ne doit aider les dilatations que dans les accouchemens laborieux ou contre nature. Il est imprudent, même très - dangereux de toucher souvent la femme, on court les risques d'occasionner des gonflemens, des inflammations au vagin ou à l'orifice de la matrice, & de rendre laborieux & difficile un accouchement qui auroit été naturel, fi on n'eût pas fatigué les parties.

D. Quel eft donc précifément le tems où la fage-femme peut travailler fans rifques ?

R. On ne doit travailler que lorf-que la tête commence à s'engager dans le paffage ; alors on perce les eaux, fi elles ne le font pas, on aide la dilata-tion du vagin, fi elle ne fe fait pas **affez** aifément, & on favorife la fortie de la tête.

D. Comment perce-t-on les eaux ?

R. On pince les membranes avec les ongles, & on les tire en tournant. On faifit pour cette opération l'inftant d'une bonne douleur.

D. Comment aide-t-on la dilatation du vagin ?

R. On aide la dilatation du vagin en y introduifant tous les doigts, les uns après les autres, & en les y tenant écartés ; on obferve de les écarter de plus en plus, à mefure que le vagin fe dilate , toujours cependant fans rien forcer ; on ne peut agir dans ce cas , avec trop de prudence & de douceur.

D. Comment favorife-t-on la fortie de la tête de l'enfant?

R. On paffe fous les feffes de la femme le fecond , le troifieme & le quatrieme doigts de chaque main , on les porte jufqu'à *l'anus* en les ferrant les uns contre les autres ; on appuie le bout des deux petits doigts fur la fourchette, & les deux pouces fur les grandes levres de chaque côté.

D. Quelle eft l'utilité de cette manœuvre ?

R. On replie les fix doigts qui font fous les feffes , vers le dedans de la main , & par là on attire la tête au dehors ; les pouces fervent à écarter les grandes levres, & les deux petits doigts à foutenir & repouffer doucement la fourchette. On conçoit aifément combien cette manœuvre peut être utile.

D. Que faut-il faire lorſque la tête eſt ſortie?

R. On doit, auſſi-tôt que la tête eſt ſortie, dégager les épaules l'une après l'autre, en paſſant le doigt *index* ſous l'aiſſelle : enſuite on tire l'enfant en le ſaiſiſſant par le corps avec les deux mains, & on le tire en balançant de côté & d'autre, & en le portant toujours vers l'os *ſacrum*. On obſerve que le corps de l'enfant étant enduit d'une matiere gluante, on doit, pour le tirer, le couvrir d'un linge doux & un peu chaud, afin qu'il ne gliſſe pas dans les mains.

D. Si on s'apperçevoit que l'orifice de la matrice ſe contractât à meſure que l'enfant ſort, quelle précaution faudroit-il prendre?

R. Dans ce cas, il faut dégager les pieds l'un après l'autre, en faiſant fléchir la jambe, pour éviter que les doigts ne s'accrochent à l'orifice de la matrice ou dans le vagin.

D. Que reste - t - il à faire lorsque l'enfant est venu?

R. La sage-femme le met sur ses genoux, le couche sur le côté, ayant soin de tourner le visage de l'enfant vers elle, & si l'arriere-faix ne suit pas de lui-même, elle fait la ligature du cordon, le coupe, se débarrasse de l'enfant, & délivre la mere de l'arriere-faix.

D. Comment fait-on la ligature du cordon?

R. On prend le fil que l'on a préparé dans le commencement du travail, & avec ce fil on lie le cordon à deux ou trois travers de doigt du ventre de l'enfant, en faisant d'abord un tour avec le fil, & un double nœud; on retourne ensuite le fil, & on fait un second double nœud sur le derriere du premier. On fait une semblable ligature du côté de la mere à deux ou trois travers de doigt de la premiere, puis on coupe entre les deux.

D. Quelles précautions doit on prendre en liant le cordon ?

R. On ne doit jamais repousser vers le ventre de l'enfant le sang contenu dans le cordon , au contraire , & on doit serrer assez les nœuds pour empêcher le sang de couler par le nombril , mais aussi on doit prendre garde de ne le pas trop serrer , dans la crainte de couper le cordon.

D. Que fait-on du bout du cordon qui reste attaché au ventre de l'enfant ?

R. On l'enveloppe d'un linge doux, on le couche sur le haut du ventre , on met une compresse seche dessous , une autre dessus , & on contient le tout avec une bande légerement serrée autour du ventre : mais on ne prend ce soin qu'après avoir délivré la mere de l'arriere-faix.

D. Quelle précaution doit on prendre avant de délivrer la femme de l'arriere-faix ?

R. On doit s'affurer qu'il n'y a pas un fecond enfant dans la matrice , & on s'en affure en examinant fi le ventre s'affaiffe , en obfervant fi les douleurs ceffent , & en introduifant doucement un doigt dans la matrice.

D. Comment délivre-t-on la mere de l'arriere-faix ?

R. On tourne autour du doigt *index* de la main gauche le bout du cordon qui fort du vagin, on faifit avec le pouce & le doigt du milieu de l'autre main , le cordon , le plus près que l'on peut de l'entrée du vagin , on étend le doigt *index* de la même main fur le cordon, puis on le tire doucement , en balançant à droite & à gauche par en haut & par en bas , & auffi-tôt que l'on a attiré le placenta à l'orifice de la matrice , on le faifit par le bord avec deux doigts , & on le tire en le tournant fur lui-même pour ne rien laiffer dans la matrice

D. Mais s'il fe trouvoit un fecond

enfant dans la matrice, que faudroit-
il faire?

R. On termine le second accouchement tout de suite, & si l'arriere-faix
du premier ne le suit pas naturellement, on attend pour le retirer, que
le second enfant soit sorti.

D. Pourquoi faut il attendre la sortie du second enfant pour tirer l'arriere-
faix du premier?

R. Parce qu'il arrive quelquefois, &
même souvent, qu'il n'y a qu'un *placenta* pour les deux enfans, & que dans
ce cas on courroit de grands risques,
en cherchant à le tirer avant la sortie
du second enfant.

D. Quelles précautions faut-il donc
prendre en délivrant une femme qui
vient d'avoir deux enfans?

R. On doit porter un ou deux doigts
bien graissés dans la matrice, pour
s'assurer s'il y a deux *placenta* ou non.
S'il n'y en a qu'un, les deux cordons y
tiennent, & on les tire tous deux en-

femble , & également, de la maniere que nous venons de prefcrire. Si au contraire il y a deux *placenta*, on tire d'abord celui du premier enfant, & enfuite celui du fecond.

D. Lorfque dans l'accouchement le travail eft long , comment doit-on fe conduire ?

R. Si la longueur du travail vient de ce que la veffie étant trop pleine, preffe le col de la matrice , ou de ce que l'inteftin *rectum* trop chargé d'excrémens , produit le même effet, on donnera des lavemens émolliens , on engagera la femme à uriner fouvent. Si au contraire la longueur du travail vient de trop de tenfion dans la matrice ou le vagin, on aura recours à la faignée.

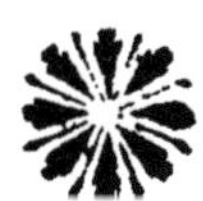

CHAPITRE V.

*Des précautions nécessaires après l'accou-
chement, & du régime des femmes en
couche.*

D. Quelles font les précautions
néceſſaires après l'accouchement ?

R. Il y en a qui regardent la mere,
il y en a auſſi qui regardent l'enfant.

D. Quelles font les précautions qui
regardent la mere ?

R. Les précautions qui regardent la
mere font :

1°. Que la ſage-femme ne laiſſe rien
de l'arriere-faix dans la matrice ni dans
le vagin ; 2° d'établir un bon régime.

D. Quel doit être le régime d'une
femme en couche ?

R. On doit lui interdire tous les
échauffans que le préjugé accrédite, &
qui nuiſent ſouvent beaucoup. On ne
donnera donc point de vin & de ſucre,

ni d'eau de canelle. On se contentera dans les cinq premiers jours, de lui faire prendre du bouillon fait avec le veau & la volaille, de donner des soupes légeres, & la boisson ordinaire sera de l'eau tiede à laquelle on mêlera du syrop de capillaire ou de guimauve : on pourra permettre une nourriture plus forte lorsque la fievre de lait sera passée, mais on nourrira toujours légérement, jusqu'à ce que la femme ait été purgée.

D. Dans quel tems peut-on purger une femme accouchée?

R. On peut purger aussi-tôt quela fiévre de lait est passée ; mais il est nécessaire de le faire vers le quinzieme jour de la couche.

D. Quelles précautions doit-on prendre par rapport à l'enfant?

R. Les unes regardent la santé, les autres la propreté.

D. Quelles sont les précautions qui ont rapport à la santé de l'enfant?

R. Il y en a trois principales : la premiere eſt de le ranimer, ſi le travail l'a affoibli, & pour cela on le frotte légérement avec du vin chaud, on lui fait avaler quelques gouttes de vin & de ſucre, on le ſecoue légerement, on lui préſente quelque odeur forte au nez, on lui ſouffle dans la bouche. Tout cela doit ſe faire avant de couper le cordon.

La ſeconde eſt d'examiner tous les jours pluſieurs fois ſi la ligature ne ſe relâche pas, afin de la reſſerrer, & de ne jamais tirailler le bout du cordon, lorſqu'il eſt prêt à tomber.

La troiſieme eſt ſi l'enfant ne rend pas bien le *meconium*, de lui faire prendre une once d'huile d'amandes douces mêlée avec autant de ſyrop de roſes pâles, & de ne lui donner à teter qu'au bout de vingt - quatre heures après ſa naiſſance ; dans cet intervalle de tems on lui fait ſucer un peu de vin ſucré.

D. Quelles font les précautions de propreté ?

R. C'eft de bien laver l'enfant avec du vin & de l'eau tiede, & fi ce mélange ne fuffit pas, on fe fervira d'huile d'amandes douces, ou de beurre frais fondu dans du vin. Enfuite on met une compreffe feche fur la fontanelle, des linges doux fous les aiffelles, derriere les oreilles, aux aînes, entre les cuiffes, puis on emmaillotte l'enfant, & on prend garde qu'il ne foit pas gêné dans fon maillot.

TROISIEME PARTIE.

CHAPITRE PREMIER.

Des Accouchemens laborieux, de leurs caufes & de leurs fignes.

D. Qu'est-ce que l'accouchement laborieux ?

R. L'accouchement laborieux eſt celui dans lequel l'enfant, quoique bien
tourné, trouve, comme nous l'avons
déjà dit, des obſtacles à ſa ſortie.

D. Quelles ſont les cauſes des accouchemens laborieux ?

R. Les cauſes des accouchemens laborieux ſont les vices des parties dures, les vices des parties molles, les
vices du *fœtus* & des parties qui en dépendent, la préſence de deux enfans
dans la matrice.

D. Quels ſont les vices des parties
dures & des parties molles qui peuvent
occaſionner des accouchemens laborieux ?

R. Nous les avons détaillés en parlant
de ces parties, dans le premier & le ſecond chapitre de la premiere partie de
ce cathéchiſme.

D. Quels ſont les vices du *fœtus* qui
retardent l'accouchement ?

R. Les vices du *fœtus* ſont qu'il ait
la tête ou les épaules trop groſſes, qu'il

foit hydropique de la tête ou du bas-
ventre, qu'il foit monftrueux, ou enfin
qu'il fe préfente par les pieds.

D. Qu'eft-ce qu'un monftre ?

R. On appelle monftre un enfant
qui a quelque partie de moins, comme
un bras, une jambe ; ou quelque partie de trop, comme deux têtes, trois
bras, trois jambes, &c.

D. Quels font les vices des enveloppes ?

R. C'eft d'être trop épaiffes, de maniere que non feulement elles ne fe
percent pas d'elles-mêmes, mais encore qu'elles réfiftent aux efforts que la
fage-femme fait pour les ouvrir.

D. Quels font les vices du cordon
ombilical ?

R. Les vices du cordon font de fe
préfenter le premier, d'être tourné plufieurs tours autour du cou de l'enfant,
ou de fe caffer dans le travail. Les deux
premiers cas arrivent lorfque le cordon
eft trop long, & le troifieme lorfque

le cordon eſt trop foible ou trop court.

D. Quels ſont les vices du *placenta* qui rendent l'accouchement laborieux?

R. Le *placenta* met obſtacle à l'accouchement, lorſqu'il tombe le premier à l'orifice de la matrice, ou lorſqu'il eſt adhérent à cet orifice, ou enfin lorſqu'il reſte adhérent au fond de la matrice, après la ſortie de l'enfant.

D. Pourquoi regardez-vous comme laborieux un accouchement de deux enfans ?

R. Parce qu'il arrive très-ſouvent que l'un des deux enfans met obſtacle à la ſortie de l'autre, & que d'ailleurs on ne doit délivrer la mere de l'arriere-faix du premier enfant que lorſque le ſecond eſt ſorti.

D. Quels ſont les ſignes qui annoncent les accouchemens laborieux?

R. Il y en a qui ſont communs à tous les accouchemens laborieux, & d'autres qui ſont particuliers à chaque différent accouchement.

D. Quels font les fignes communs des accouchemens laborieux?

R. Les fignes communs font de vives & fréquentes douleurs, fans que pour cela l'accouchement avance, quelquefois des foibleffes.

D. Quels font les fignes particuliers des accouchemens laborieux?

R. Chaque accouchement laborieux a les fiens; c'eft le toucher qui les découvre.

D. Comment découvre-t-on que ce font les vices des os du baffin qui rendent l'accouchement laborieux?

R. Si c'eft la partie fupérieure interne de l'os *facrum* qui eft trop faillante en dedans du baffin, ou les os pubis trop rapplatis dans le baffin, la tête de l'enfant ne s'engagera pas, quoique la mere ait de vives & fréquentes douleurs, & en touchant la femme, on trouvera la tête arrêtée fur ces os. Si ce font au contraire les vices des tubérofités des os ifchion, ou ceux de la pointe de l'os *sacrum* qui mettent obstacle à l'accouchement , la tête sera arrêtée dans le détroit inférieur du bassin.

D. Comment reconnoît-on les vices du vagin ?

R. On reconnoît qu'il est trop étroit, ou que ses membranes sont trop dures, par la difficulté de le dilater. Son relâchement le distingue par un bourrelet mollasse qui se forme autour des grandes levres ?

D. Comment s'apperçoit - on des vices de la matrice ?

R. On s'apperçoit de la dureté des bords de son orifice par la difficulté de sa dilatation. On distingue la foiblesse ou la perte du ressort de la matrice par la lenteur & la foiblesse des douleurs. Enfin on reconnoît que la matrice est oblique, lorsqu'en introduisant le doigt jusqu'au bout du vagin , on ne rencontre pas l'orifice de la matrice.

D. Comment distingue - t - on que la matrice est oblique à droite ou à gauche ,

gauche, en devant ou en derriere ?

R. Lorfque le corps de la matrice eft penché fur le côté droit, on fent la rondeur formée par la tête de l'enfant du côté gauche ; cette même rondeur fe porte à droite, lorfque la matrice eft penchée fur le côté gauche ; on la trouve vers les os *pubis*, fi la matrice eft penchée fur l'os *facrum*, & elle eft toujours, cette même rondeur fur l'os *facrum*, fi la matrice eft couchée fur les os *pubis*.

D. Comment fe manifeftent les vices des enveloppes?

R. Ils fe manifeftent par la réfiftance de ces enveloppes aux efforts que fait la fage-femme pour les rompre.

D. Comment s'annoncent les vices du cordon ombilical?

R. Le premier & le troifieme font évidens, & le fecond s'annonce auffi-tôt que la tête de l'enfant eft fortie.

D. Quels font les fignes du vice du *placenta* ?

E

R. Lorſque le *placenta* ſe préſente le premier , on ſent à l'orifice de la matrice un corps mollaſſe & ſpongieux au lieu de la tête de l'enfant. S'il eſt adhérent au fond de la matrice , il réſiſte réellement aux moyens que nous avons donnés pour le retirer dans l'accouchement naturel.

D. Quels ſont les ſignes qui annoncent que la tête ou les épaules ſont trop groſſes ?

R. Si c'eſt la tête qui eſt trop groſſe, elle n'avance pas , malgré les douleurs fortes & continuelles de la femme. Si ce ſont les épaules qui ſont trop groſſes , l'enfant ſe trouve arrêté auſſi-tôt que la tête eſt ſortie.

D. Quels ſont les ſignes qui indiquent l'hydropiſie de la tête de l'enfant ?

R. Ce ſont les mêmes que ceux qui annoncent que la tête eſt trop groſſe ; & outre ces premiers ſignes, on trouve la fontanelle très-large, lâche & molle,

& les os de la tête écartés les uns des autres.

D. Comment distingue-t-on l'hydro. pisie du bas-ventre ?

R. Lorsque l'enfant est hydropique du bas-ventre, il se trouve arrêté tout-à-coup lorsqu'il est sorti jusqu'à l'esto-mac ; alors on glisse une main bien graissée sous le ventre de l'enfant, & on reconnoît aisément qu'il est hydro-pique.

D. Comment reconnoît-t-on qu'un enfant est monstrueux ?

R. Lorsque l'enfant a deux têtes, & qu'il se présente par cette partie, on le reconnoît facilement, les autres mons-truosités ne se reconnoissent qu'à me-sure que les parties se présentent au passage & y arrêtent l'enfant.

D. Quels sont les signes qui annon-cent que l'enfant présente les pieds ?

R. On sent les inégalités des doigts à travers les membranes, on en sent les talons ; mais on s'en assure bien aisément lorsque les membranes sont ouvertes.

CHAPITRE II.

Des manœuvres nécessaires dans les Accouchemens laborieux.

D. QUELLE attention doit-on faire avant de travailler dans les accouchemens laborieux ?

R. Lorsque l'on a reconnu les signes communs des accouchemens laborieux, on doit porter la plus grande attention pour reconnoître quel est le vice qui occasionne celui que l'on a à terminer, & on ne doit pas entreprendre le travail sans être bien certain de la nature de ce vice. Il faut après cela travailler avec la plus grande prudence, & très-doucement ; on prendra garde surtout de ne jamais appuyer sur la tête de l'enfant, de ne pas comprimer le cordon ombilical & de ne forcer les dilatations du vagin ni de l'orifice de la matrice.

D. Quelles font les manœuvres néceffaires dans l'accouchement laborieux occafionné par la trop grande faillie de la partie fupérieure interne de l'os facrum dans le baffin ?

R. Il faut dans ce cas introduire la main bien graiffée dans la matrice, faifir doucement la tête de l'enfant, la tourner avec beaucoup de douceur un peu de côté, pour la faire tomber dans le détroit inférieur, & auffi-tôt qu'elle eft paffée, on termine l'accouchement comme le naturel.

D. Lorfque ce font les os *pubis* qui rentrent en dedans du baffin, que faut-il faire ?

R. On fait abfolument la même manœuvre que dans la trop grande faillie de la partie fupéricure de l'os *facrum* dans le baffin.

D. Mais s'il arrive qu'en même tems que la partie fupérieure interne de l'os *sacrum* est trop saillante dans le bassin, les os *pubis* y rentrent aussi fortement, comment la sage-femme doit-elle se conduire ?

R. Lorsque ces deux vices se trouvent réunis, & qu'ils sont considérables, c'est le cas de l'opération césarienne, & la sage-femme doit appeler un accoucheur aussi-tôt, sans faire aucune tentative pour terminer l'accouchement.

D. Lorsque l'on trouve la pointe de l'os *sacrum* trop relevée dans le bassin, ou le coccyx trop long ou trop roide, que faut-il faire ?

R. Il est nécessaire, dans ce cas, de repousser le coccyx en arriere autant qu'il est possible, de bien graisser le passage, & d'introduire doucement un doigt, de chaque côté, sous l'aisselle de l'enfant pour s'en servir comme d'un crochet.

D. Si, avec ce vice du coccyx, se trouve réuni celui des tubérosités des os

ifchion, qu'elle reffource doit-on employer ?

R. Dans ce cas, on a recours au forceps courbe de M. Levret, & fi on ne
peut réuffir avec cet inftrument, on
fera l'opération céfarienne, à moins
qu'on n'ait des fignes certains de la mort
de l'enfant, alors il ne refte que la reffource de vider la tête de l'enfant, ou
de le démembrer pour le tirer piece
par piece. Mais les fages-femmes ne
doivent jamais fe charger de tels accouchemens.

D. Lorfque la membrane appelée
hymen fe trouve à l'entrée du vagin, &
qu'elle eft trop dure pour fe déchirer
d'elle-même, que faut-il faire ?

R. Il ne faut pas héfiter de la déchirer, & fi elle réfifte trop, il faut l'ouvrir en croix avec un biftouri.

D. Comment la fage-femme doit-
elle fe conduire lorfque le vagin eft
trop étroit, ou que fes membranes font
trop dures ?

E iv

R. Lorſque le vagin eſt trop étroit, ou que ſes membranes ſont dures, racornies, on doit le bien graiſſer, & à pluſieurs repriſes, dès le commencement du travail. Si on ne gagne rien en graiſſant, on expoſera la femme à la vapeur des plantes émollientes cuites dans du lait ; on ira même juſqu'à faire un rouleau de ces plantes, on le trempera dans du lait chaud, & on l'introduira dans le vagin.

D. Si ces moyens ne réuſſiſſent pas, que doit faire la ſage-femme ?

R. Elle doit appeler un accoucheur inſtruit qui décidera ſi on doit ouvrir ou non les membranes du vagin.

D. Comment doit-on ſe conduire dans le relâchement du vagin ?

R. La ſage-femme appuiera légerement ſes deux mains ſur le bourrelet qu'il forme pour le ſoutenir, tandis qu'une autre terminera l'accouchement.

D. Comment remédie-t-on à la dureté des bords de l'orifice de la matrice ?

R. On remédie à ce vice par les mêmes moyens que nous avons indiqués
pour la dureté des membranes du vagin.

D. Comment favorise-t-on l'accouchement lorsque la matrice est trop foible pour se contracter ?

R. Il faut chatouiller l'orifice de la
matrice avec le bout du doigt, & si ce
moyen ne réussit pas, on fera prendre
des cordiaux, tels que du vin & du
sucre, du vin de Rota, un peu d'eau
de fleur d'orange, on fera éternuer, &
enfin on aura recours, s'il le faut, à une
prise d'émétique. Ces moyens doivent
s'employer promptement, parce que
la foiblesse de la matrice va toujours en
augmentant si on ne se presse pas d'y
remédier.

D. Comment leve-t-on l'obstacle
amené par l'obliquité de la matrice ?

R. Lorsqu'on a reconnu de quel côté
se porte l'orifice, on fait coucher la
femme sur ce côté, on introduit un
doigt dans le vagin, on porte l'autre

main légerement du côté sur lequel le corps de la matrice est penché, & par une compression, on la ramene dans la direction du vagin, aussi-tôt que l'on sent l'orifice avec le doigt qui est dans le vagin, on l'assujettit dans la direction du vagin, & on ne retire son doigt que lorsque la tête de l'enfant s'engage, alors on place la femme pour l'accoucher à l'ordinaire.

D. Lorsque la matrice se porte en devant ou en arriere, y remédie-t-on aussi facilement ?

R. Lorsque la matrice se porte en devant, on couche la femme sur le dos, les fesses plus élevées que le reste du corps, on porte le doigt dans le vagin, on comprime doucement le ventre de devant en arriere, & lorsqu'on sent l'orifice, on suit ce que nous avons dit pour l'obliquité sur les côtés.

Si la matrice se porte sur l'os *sacrum*, on fait mettre la femme à genoux, on la fait pencher en devant & on n'abandonne cette pofture que lorfque l'accouchement eft en bon train.

D. Ne court t'on aucun rifque en comprimant le bas-ventre comme vous dites qu'il faut le faire ?

R. On en courroit de très-grands fi on le comprimoit fans précautions ; mais nous recommandons de le faire très-légerement & avec toute la prudence poffible, autrement on pourroit faire périr l'enfant & occafionner à la mere des contufions très-dangereufes.

D. Que faut-il faire lorfque la tête de l'enfant eft trop groffe ?

R. On emploie les mêmes moyens que ceux que nous avons indiqués en parlant des vices du baffin, & fi ces moyens ne réuffiffent pas, on a recours au forceps de M. Levret.

D. Comment termine-t-on l'accouchement lorfque les épaules font trop groffes ?

R. On dégagera les épaules l'une après l'autre, en introduifant deux doigts, l'un fous l'aiffelle, l'autre fur l'épaule, & en tirant avec ces deux doigts l'épaule en la baiffant vers l'os *facrum*, puis on terminera cet accouchement comme le naturel. On aura foin avant toute chofe de bien graiffer le vagin & de le bien dilater.

D. Lorfque l'enfant a la tête hydropique, comment doit-on fe conduire?

R. Lorfque l'enfant a la tête hydropique, on doit manœuvrer comme dans les cas d'une tête trop groffe, ou de la trop grande faillie de la tête de l'os *facrum* dans le baffin. Si les moyens que nous avons donnés pour ces deux cas ne réuffiffent pas, la fage femme doit auffi-tôt avoir recours à un bon accoucheur qui fera la ponction.

D. Quelles font les manœuvres néceffaires lorfque l'enfant eft hydropique du bas-ventre?

R. Auffi-tôt qu'on l'a reconnu, on le faifit par le corps le plus près que l'on peut des grandes levres, on le tire doucement en balançant de tous côtés, sans rien précipiter ; & si ce moyen ne réuſſit pas, on a recours à un accoucheur qui fait la ponction.

D. Comment termine-t-on l'accouchement dans lequel l'enfant préſente les pieds?

R. Quoique cet accouchement ſoit regardé comme naturel, il exige cependant beaucoup d'attention avant de faire aucune manœuvre, il en exige auſſi pendant les manœuvres, & on ne doit pas compter ſur la nature.

D. Quelles ſont les attentions que cet accouchement exige avant les manœuvres ?

R. On doit s'aſſurer ſi les deux pieds qui ſe préſentent appartiennent au même enfant, & ſi l'enfant a la face tournée vers l'os *ſacrum* ou vers le *pubis*.

D. Comment reconnoît-on que les deux pieds appartiennent au même enfant ?

R. Pour le reconnoître, on gliſſe un

doigt le long d'une des deux jambes & de la cuiſſe juſqu'aux parties natu- relles de l'enfant, on retourne, avec le même doigt, des parties naturelles ſur l'autre cuiſſe & l'autre jambe, par ce moyen on reconnoît aiſément qu'el- les appartiennent ou non au même enfant.

D. Comment s'aſſure-t-on que la face eſt tournée vers l'os *ſacrum* ?

R. Si les talons répondent aux os *pubis*, la face regarde l'os *ſacrum* & eſt bien tournée. Si au contraire les talons répondent à l'os *ſacrum*, la face eſt vers le *pubis* & eſt mal tournée.

D. Après ces précautions, comment termine-t-on l'accouchement lorſque la tête eſt bien tournée ?

R. On met le doigt du milieu de la main droite entre les deux pieds, le doigt index ſur la cheville d'un des pieds, le doigt annulaire ſur la chevil- le de l'autre pied, puis on tire les deux pieds également avec ces trois doigts,

& on les tire jusqu'aux genoux, ensuite
on couvre les jambes d'un linge doux
& un peu chaud, on les saisit avec les
deux mains en tirant, toujours en balançant, & en en bas, on remonte ses
mains & le linge à mesure que l'enfant
avance, jusqu'à ce que la tête se présente au passage. Alors on étend l'enfant sur le bras droit, on introduit un
ou deux doigts de la main droite dans
la bouche, sans les appuyer sur la mâ-
choire, on glisse de même deux doigts
de la main gauche sur le derriere de la
tête de l'enfant, & en relevant le bras
qui le porte, & appuyant avec les deux
doigts de la main gauche, on fait faire
la bascule à la tête pour faciliter sa
sortie.

D. Ne faut-il pas dans cette manœuvre faire attention aux bras de l'enfant?

R. Lorsque l'enfant est tourné comme nous venons de le dire, les bras
suivent ordinairement la tête, chacun
de son côté.

D. Comment termine-t on l'accouchement par les pieds, lorſque la tête eſt mal tournée ?

R. On tire les deux jambes comme dans l'accouchement précédent, & lorſque les hanches ſont ſorties, on paſſe la main droite à plat ſur le ventre de l'enfant, on la porte juſque ſur la poitrine, & lorſqu'on y eſt arrivé, on ſaiſit le corps de l'enfant, on le porte un peu en devant vers les os *pubis*, & on le retourne dans la matrice pour lui mettre la face vers l'os *ſacrum*, tandis qu'avec la main gauche on ſoutient & on retourne en même tems les parties qui ſont ſorties. Cette manœuvre n'eſt néceſſaire que lorſque l'on craint le raplatiſſement des os *pubis* ; car lorſque la femme eſt bien conſtruite, on ſe contente de repouſſer le coccyx en arriere.

D. Lorſqu'on a ainſi tourné l'enfant, quelles précautions doit-on prendre avant de finir l'accouchement ?

R. On

R. On doit s'assurer de la position des bras qui peuvent se trouver placés ou sur le ventre ou la poitrine, ou sur le dos de l'enfant.

D. Que faut-il faire lorsque les bras se trouvent sur le ventre ou la poitrine de l'enfant ?

R. On doit les dégager tous les deux & les amener doucement sur la partie supérieure de la cuisse de chaque côté, ayant soin de les tirer, le droit vers la gauche, le gauche vers la droite, afin que le coude ne s'accroche pas à la matrice, ensuite on tire l'enfant comme dans l'accouchement précédent, ayant soin d'introduire deux doigts dans la bouche de l'enfant aussi-tôt que les épaules sont sorties, & de faire faire la bascule à la tête.

D. Qu'y a-t-il à faire lorsque les bras se trouvent sur le dos de l'enfant ?

R. On introduit la main bien graissée dans la matrice, & en passant les doigts sous l'aisselle & dans le pli du

coude, on ramene les deux bras l'un
après l'autre à côté de la tête & on
acheve l'accouchement, à moins que la
tête ne soit trop grosse pour sortir avec
les deux bras, car dans ce cas on dégage un bras, même tous deux, on les
place au haut des cuisses, puis on fait
l'accouchement comme le précédent.

D. Quelles sont les manœuvres nécessaires lorsque l'enfant est monftrueux ?

R. Le plus difficile de tous les cas de
monstruosité, c'est lorsque l'enfant a
deux têtes, & ce cas se rapporte à celui où l'enfant a la tête trop grosse; on
doit donc tenter tous les moyens que
nous avons donnés pour cet accouchement. Mais il arrive souvent que l'on
est obligé d'ouvrir l'une des têtes, quelquefois toutes deux, & cette opération regarde le chirurgien.

D. Lorsque les membranes portent
obstacle à l'accouchement, que faut-il
faire ?

R. Les membranes ne peuvent pécher que par trop d'épaiſſeur ; lorſqu'on l'a reconnu , on les ouvre avec un biſtouri que l'on inſinue avec précaution entre les doigts.

D. Que doit-on faire lorſque le cordon ſort le premier ?

R. Lorſque le cordon ſort le premier on le réchauffe avec du vin chaud , on tâche de le faire rentrer ſans le comprimer en aucune ſorte , & on le maintient dans la matrice juſqu'à ce qu'il vienne une douleur qui faſſe engager la tête de l'enfant. Si on ne peut pas le faire rentrer , on le tient ſur le côté , & on preſſe l'accouchement autant qu'on le peut , ſans nuire à la mere ni à l'enfant.

D. Comment termine-t-on l'accouchement lorſque le cordon eſt tourné autour du cou de l'enfant ?

R. Auſſi-tôt que les épaules ſont forties , on tourne l'enfant doucement ſur le côté vers lequel le cordon va rejoin-

dre le placenta, on soutient la tête
d'une main, de l'autre on tire l'enfant
par le corps, & à mesure qu'il sort, on
porte la tête vers la cuisse de la mere,
de maniere que l'enfant fasse le demi-
cercle en sortant & que, lorsqu'il est
sorti, la tête se trouve presque toucher
les grandes levres, par ce moyen on
n'occasionne aucun tiraillement & on
dégage ensuite le cordon très - aisément.

D. Que faut-il faire lorsque le cordon se casse dans le travail ?

R. Si l'enfant sort avant ou en même
tems que le cordon se casse & que
le bout qui reste attaché au placenta
sorte du vagin, on le fait pincer par
une personne, on fait vîte la ligature
à la portion du cordon qui tient à l'enfant, on en fait une aussi-tôt à la portion qui reste au placenta, puis on délivre la mere. Si au contraire le bout
du cordon resté au placenta est trop
court pour sortir, on charge une autre

perfonne de faire la ligature à l'enfant & on fe dépêche de délivrer la mere.

D. Lorfque le placenta fe préfente le premier, comment doit-on fe conduire ?

R. On doit examiner s'il eft adhérent ou non à l'orifice de la matrice, s'il eft adhérent, on le détache en paffant doucement le doigt entre l'orifice & le placenta & le tournant tout autour du placenta ; enfuite on tâche de le repouffer à côté de la tête de l'enfant, fi on ne peut en venir à bout, on le tire, on le met dans du vin chaud & on preffe l'accouchement, toujours cependant avec affez de précautions pour ne pas bleffer la mere en aucune forte.

D. Comment détache-t-on le placenta refté adhérent au fond de la matrice ?

R. Après avoir fait la ligature, on introduit la main bien graiffée dans la matrice en fuivant le cordon, & lorfqu'on eft parvenu au fond de la matrice, on applique le plat de la main & le pouce sur le milieu du placenta, on insinue le petit doigt en long sous le bord du placenta en le levant & se roulant sur lui-même, on insinue de même tous les autres doigts les uns après les autres, toujours en roulant le placenta sur lui-même jusqu'à ce qu'il soit entierement détaché ; alors on le tire de la matrice avec les mêmes précautions que dans l'accouchement naturel.

D. Ne peut-on pas confondre le placenta avec la membrane interne de la matrice ?

R. Non, on ne les confondra jamais si on suit le cordon pour aller chercher le placenta, & si on se rappelle que le côté du placenta qui regarde le fœtus est chargé de gros vaisseaux qui le rendent raboteux, au lieu que la membrane interne de la matrice est lisse & unie.

D. Quels sont les moyens propres

pour terminer l'accouchement de deux enfans ?

R. Lorsqu'ils se présentent l'un après l'autre, il n'y a rien d'extraordinaire à faire, que d'observer de ne tirer le placenta du premier enfant que lorsque le second enfant est sorti, à moins que ce premier placenta ne vienne de lui-même avec l'enfant.

D. Lorsqu'avec la tête du premier enfant il se présente un bras ou une jambe du second que faut-il faire ?

R. Dans ce cas, lorsqu'on sera certain que le membre qui se présente avec la tête est d'un second enfant, on mettra la tête de côté, on glissera la main le long du corps de l'enfant pour aller chercher les pieds, & on terminera l'accouchement avec toutes les précautions prescrites pour l'accouchement dans lequel l'enfant présente les pieds, observant de prendre le premier celui des deux enfans qui est le plus près de l'os *sacrum*. Le reste se fait comme nous venons de le dire dans la réponse précédente.

CHAPITRE III.

De la fausse-couche & de la mole.

D. **Q**u'est-ce que la fausse couche ?

R. La fausse couche est la sortie de l'enfant du sein de sa mere avant le terme de sept mois.

D. Quelles sont les causes de la fausse couche ?

R. Les causes les plus ordinaires de la fausse couche sont, une chute, un coup reçu sur le ventre, un vomissement ou une toux considérable, un exercice forcé ou à pied, ou à cheval, ou en voiture, des passions trop violentes, comme la colere, un usage trop fréquent du mariage, & enfin des remedes pris dans l'intention de procurer l'avortement.

D. Quels

D. Quels font les fignes de la fauffe couche ?

R. Il y en a de deux efpeces, les premiers annoncent que la femme eft feulement menacée de fauffe couche, & alors on peut l'éviter. Les feconds font connoître que la fauffe couche eft abfolument déterminée, & on doit la favorifer.

D. Quels font les fignes qui annoncent que la femme eft feulement menacée de fauffe couche ?

R. Les fignes qui annoncent qu'une femme eft menacée de fauffe couche, font de légeres douleurs dans les reins, dans le ventre, la diminution des mouvemens de l'enfant, une perte ou de fang ou de férofité.

D. Quels font les fignes qui font connoître que la fauffe couche eft abfolument déterminée ?

R. Ce font des douleurs vives & continuelles qui partent des reins & fe portent dans le bas-ventre, une perte

G

confidérable & enfin la dilatation de l'orifice de la matrice.

D. Comment la fage-femme doit-elle fe conduire avec une femme menacée de fauffe couche ?

R. Elle doit s'informer de la caufe des accidens que la femme éprouve, de la force de fes douleurs, fe rappeler la valeur des fignes que nous avons détaillés & toucher la femme pour reconnoître fi l'orifice de la matrice fe dilate ou non.

D. Lorfqu'elle a reconnu que la fauffe couche n'eft pas abfolument déterminée, que doit-elle faire ?

R. Elle fera coucher la femme, lui recommandera le repos, lui fera prendre pour boiffon une décoction de racine de grande confoude, vulgairement appelée *concierge*, ou de racine de biftorte ou de plantain. On eft quelquefois obligé d'avoir recours à la faignée, mais la fage-femme ne doit la faire qu'avec le confeil d'un Médecin.

D. Que faut-il faire lorfque la fauffe couche eft abfolument déterminée ?

R. Lorfque la fauffe couche eft abfolument déterminée, on doit la favorifer en graiffant bien le vagin & l’orifice de la matrice & en aidant les dilatations, toujours avec les précautions que nous avons recommandées, puis on baptife l’enfant s’il eft vivant. Mais dans ce cas, on doit appeler un Médecin, tant pour décider la néceffité de l’accouchement que pour le traitement qui doit le fuivre.

D. Comment doit-on fe conduire auprès d’une femme qui s’eft procuré une fauffe couche par des remedes pris dans cette intention ?

R. L’énormité du crime ne doit pas empêcher les fecours, ils font même alors plus néceffaires, à raifon de la force de la perte occafionnée par les remedes. On doit donc accélérer l’accouchement, baptifer l’enfant & appe-

ler promptement un Médecin pour remédier à la perte.

D. Qu'eſt-ce que la mole ?

R. La mole eſt un corps rond, charnu & molaſſe qui s'attache ou au fond
de la matrice, ou ſur l'un ou l'autre
des côtés de ce viſcere.

D. Quels ſont les ſignes qui annoncent qu'une femme porte une mole ?

R. Il eſt difficile de diſtinguer la
mole dans le commencement de ſa
formation ; elle eſt accompagnée, comme la vraie groſſeſſe, de nauſées, de
vomiſſemens, d'appétits déréglés, &c. ;
mais elle croît beaucoup plus vîte qu'un
enfant, le ventre s'éleve bien plutôt,
préſente une tumeur ſphérique, reni-
tente, douloureuſe au toucher ſans
être dure, & elle n'a pas de mouvemens.

D. La mole reſte-t-elle long-tems
dans la matrice ?

R. Elle y reſte ordinairement trois
ou quatre mois.

D. Quels sont les signes qui font connoître que la nature veut se débarrasser de la mole ?

R. La sortie de la mole s'annonce par une perte, des douleurs & la dilatation de l'orifice de la matrice.

D. Comment distingue-t-on au toucher que c'est une mole qui se prépare à sortir ?

R. Lorsque c'est une mole, il ne se forme pas d'eaux à l'orifice de la matrice, & on y sent, en y portant le doigt, un corps molasse.

D. Quelles précautions faut-il prendre avant d'extraire la mole ?

R. On doit la bien distinguer de l'orifice de la matrice engorgé, & du polype.

D. Comment distingue-t-on la mole de l'orifice de la matrice engorgé ?

R. On la distingue en introduisant le doigt dans l'orifice de la matrice, & en le tournant tout autour du corps qui se présente. Si le doigt passe sans rencontrer d'obſtacle, on eſt certain que la tumeur qui ſe préſente ne vient pas de l'engorgement de l'orifice de la matrice.

D. Comment diſtingue-t-on la mole du polype ?

R. On diſtingue la mole du polype, en ce que le polype eſt plus allongé que la mole, & que pour le peu qu'on le tiraille, il fait beaucoup de douleur, & que la mole n'en cauſe preſque pas.

D. Lorſqu'on a pris toutes ces précautions, comment tire-t-on la mole ?

R. On introduit les doigts bien graiſſés, les uns après les autres, dans l'orifice de la matrice, on les écarte doucement pour dilater cet orifice, & lorſqu'il l'eſt aſſez pour laiſſer entrer la main, on ſaiſit la mole à ſon attache, le plus haut que l'on peut, on la ſecoue légerement en tous ſens, l'attache ſe rompt & on l'amene en dehors en retirant ſa main avec autant de précaution qu'on l'a introduite ; on tire en-

fuite la mole toute entiere fi elle n'eft
pas trop groffe, ou par morceaux fi elle
eft trop groffe.

D. Quelles précautions doit-on pren-
'dre après l'extraction de la mole ?

R. On doit recommander un très-
grand repos à la femme, la nourrir
avec du bouillon de veau ou de poulet
feulement ; & fi la perte continue, on
donnera des boiffons aftringentes, telles que la décoction de racine de grande
confoude ou concierge, de plantain,
de riz, &c.

CHAPITRE IV.

De quelques accidens qui font la fuite
des accouchemens laborieux & de la
maniere d'y remédier.

D. Quels font les accidens qui arrivent dans les accouchemens laborieux?

R. Les principaux font : 1º. la con-
tufion des grandes levres du vagin &

de la matrice. 2°. La déchirure du périné. 3°. Le renverfement du coccyx.
4°. Le relâchement du vagin. 5°. Le
relâchement & le renverfement de la
matrice. 6°. La chute de l'anus.

D. Quelles font les caufes des contufions des grandes levres du vagin &
de la matrice ?

R. Les caufes de ces contufions font
les efforts imprudens que font fouvent
les fages-femmes pour accélérer la dilatation de ces parties.

D. Quels font les effets de ces contufions ?

R. C'eft d'amener des gonflemens,
des douleurs, quelquefois même la
fuppuration.

D. Comment remédie-t-on à ces
contufions ?

R. Il faut tenir la malade à une **diete**
exacte, ne lui donner que du bouillon
de veau ou de poulet, lui recommander le repos, & lui donner une infu-
fion de bourrache pour boiffon ordi-

naire. Si la contusion est aux grandes levres, on y appliquera des cataplasmes faits avec la mie de pain & l'eau de fleurs de sureau, on renouvelera ces cataplasmes souvent. Si la contusion est au vagin ou à l'orifice de la matrice, on fera, plusieurs fois par jour, des injections avec du lait coupé avec une infusion de fleurs de sureau, ou de bouillon blanc ou de violettes.

D. Quelle est la cause de la déchirure du périné ?

R. Cette déchirure est la suite de celle de la fourchette, & elle est occasionnée par le trop de grosseur de la tête de l'enfant, & par les mêmes causes que les contusions du vagin, &c.

D. Comment fait-on la réunion de cette déchirure ?

R. Lorsque la déchirure est légere, il suffit de la bien nettoyer avec du vin dans lequel on aura fait bouillir des roses de provins, & de recommander à la malade de tenir ses cuisses rappro-

chées. Mais fi la déchirure eft confidérable, on la lavera de même & on y
appliquera un emplâtre de poix de Bour-
gogne, ayant foin que cet emplâtre ne
foit chargé que fur les côtés & point
dans le milieu qui doit toucher les levres de la plaie.

D. Quelle eft la caufe du renverfement du coccyx?

R. Ce font les efforts que l'on eft
fouvent obligé de faire pour le repouffer, lorfqu'il eft trop long, trop roide,
ou trop relevé dans le baffin.

D. Quels font les fignes qui annoncent le renverfement du coccyx ?

R. Ce font de violentes douleurs
dans cette partie, furtout lorfque la
femme eft couchée fur le dos.

D. Comment replace-t-on le coccyx?

R. On introduit un doigt bien graif-
fé dans l'anus, on le porte jufque fur
la bafe du coccyx, on appuye l'autre
main en dehors fur le coccyx, on repouffe, avec le doigt qui eft dans l'a-

nus, la bafe du coccyx en fa place, &
on pouffe en même tems, avec l'autre
main appuyée en dehors, la pointe de
cet os vers le vagin, on contient le
coccyx ainfi replacé avec des compref-
fes; & on recommande à la malade de
ne faire aucun effort pour aller à la
felle pendant plufieurs jours, & pour
les éviter on a recours aux lavemens.

D. Comment reconnoît-on le relâchement du vagin?

R. On le reconnoît par un gros bourrelet formé à l'entrée des grandes levres, comme nous l'avons déjà dit en
parlant des vices du vagin, & on le diftingue du gonflement des grandes levres par la rougeur & la moleffe de la
tumeur, & par le canal que l'on trouve
au milieu du bourrelet.

D. Quels moyens employe-t-on
pour remédier à cet accident?

R. Lorfqu'il n'y a pas d'inflammation, on repouffe le bourrelet avec
beaucoup de ménagement, jufqu'à ce

qu'il foit entiérement effacé, on rap-
proche les grandes levres, on les contient avec une compreſſe, ſoutenue par
un bandage fait de maniere que l'orifice du vagin ne ſoit pas fermé, & on
étuve ces parties, tous les jours pluſieurs fois, avec du vin rouge, dans
lequel on a fait bouillir des roſes de
Provins. Mais avant de repouſſer le
bourrelet, on fera uriner la malade,
& on lui donnera un lavement pour
vider le *rectum.*

D. Lorſqu'il y a inflammation, que
faut-il faire ?

R. Lorſqu'il y a inflammation, il
faut, avant toute choſe, avoir recours
aux ſaignées du bras plus ou moins ré-
pétées, ſelon le degré d'inflammation,
faire enſuite des fomentations avec une
décoction de fleurs ou de feuilles de
bouillon blanc, de racines de guimauve, de graine de lin dans du lait, & ne
tenter de repouſſer le bourrelet que
lorſqu'il n'y a plus d'inflammation.

D. Comment diſtingue-t-on le relâchement de la matrice ?

R. On le diſtingue par l'orifice qui ſe préſente au doigt, ſi la matrice eſt deſcendue dans le vagin, ou à la vue ſi la matrice ſort au dehors.

D. Quels ſont les effets du relâchement de la matrice ?

R. Il eſt accompagné de peſanteur & de douleur dans le bas-ventre, de difficulté d'uriner & de tiraillemens vers les reins.

D. Quels ſont les cauſes du relâchement de la matrice ?

R. Les principales cauſes ſont des efforts violens pour aller à la ſelle, une toux forte & continuelle, une chute, des ſecouſſes peu ménagées, & enfin des manœuvres imprudentes faites par la ſage-femme pour détacher le placenta.

D. Comment replace-t-on la matrice lorſqu'elle n'eſt que deſcendue dans le vagin ?

R. On fait coucher la femme sur le dos, les fesses très-élevées, la tête & la poitrine basses, les genoux relevés & écartés, on place l'orifice dans la matrice entre les bouts des doigts *index* & du milieu, de maniere que le doigt du milieu réponde à l'os *sacrum* & l'index au pubis, & on repousse doucement la matrice jusqu'à ce qu'elle ne déborde dans le vagin qu'autant qu'elle le fait naturellement. On doit faire rester la femme au lit & dans la même situation jusqu'à ce que la matrice se soit affermie en sa place. Si la descente de la matrice amene rétention d'urine, on enseignera à la femme la maniere de la replacer.

D. Comment replace-t-on la matrice lorsqu'elle sort hors du vagin ?

R. On garnit le dos de la main d'un linge fin & doux, & en appuyant le dos de la main, ainsi garni, sur la matrice, on la repousse, sans aucuns efforts violens, jusqu'à ce qu'on l'ait portée à l'extrémité du vagin. Le reste se fait comme nous venons de le dire.

D. S'il y avoit long-tems que la matrice fût descendue, & que son engorgement la fît résister aux moyens que l'on vient de proposer, que faudroit-il faire ?

R. On auroit recours aux saignées, aux fomentations émollientes, telles que celles que nous avons conseillées pour l'inflammation dans le relâchement du vagin ; on tiendroit la malade à une diete exacte, au bouillon de veau ou de poulet, à une légere infusion de laitue ou de chiendent, & on ne replaceroit la matrice que lorsque l'engorgement seroit dissipé.

D. Si la matrice ne reprenoit pas son ressort & ne pouvoit pas rester en place, quel secours donneroit-on ?

R. On aura alors recours au pessaire, & on préférera celui qui est de figure ovale à tout autre, parce qu'il porte mieux sur les tubérosités des ischions, qu'il gêne moins la vessie & l'intestin *rectum*, & on aura soin qu'il n'y ait aucune inégalité.

D. Comment place-t-on le pessaire?

R. On fait coucher la femme, comme nous l'avons dit plus haut, on porte un doigt bien graissé sur la fourchette pour la dilater, on trempe le pessaire dans l'huile & on le fait entrer de champ, en plongeant de haut en bas. Lorsqu'on l'a posé de côté & d'autre sur la tubérosité des ischions, on introduit un doigt dans l'anneau, on cherche l'orifice de la matrice pour le placer dans cet anneau, de maniere qu'il soit dans la direction du vagin.

D. Mais s'il arrivoit une descente de matrice à une femme enceinte avec chute entre les cuisses, que faudroit-il faire?

R. Il ne faut rien précipiter dans ce cas, & chercher à remettre la matrice en place sans terminer l'accouchement; pour cela, après avoir donné issue aux urines & aux excrémens, on couchera

couchera la femme comme nous venons de le dire, on réduira la matrice
dans le bassin, on fera rester la malade
au lit. La grossesse en se développant
servira de pessaire *.

D. Qu'est-ce que le renversemen
de la matrice ?

R. Le renversement de la matrice
est un accident dans lequel les membranes internes du fond de la matrice
paroissent au dehors, comme lorsqu'on
retourne une bourse. Alors le fond de
la matrice porte sur l'orifice ou sort
par le vagin, & forme une tumeur au
dehors.

D. Comment distingue-t-on le renversement de la matrice de son relâchement ?

R. On le distingue en ce que l'on ne
trouve pas d'orifice au milieu de la
tumeur.

---

* Une observation de M. Joube, Chirurgien du Roi de Pologne, confirme cette réponse & y a donné lieu.

H.

D. Quels font les effets du renverfement de la matrice ?

R. Il eft accompagné d'une perte
quelquefois très-confidérable, & caufe
la mort fi on n'y remédie pas promptement.

D. Quelles font les caufes du renverfement de la matrice ?

R. Ce font les mêmes que celles du
relâchement.

D. Comment replace-t-on la matrice renverfée ?

R. On fait coucher la femme fur le
dos, les feffes plus élevées que le refte
du corps, les genoux relevés & écartés,
& fi le fond de la matrice n'eft pas
forti, on fe contente d'introduire la
main bien graiffée dans le vagin, &
on repouffe doucement le fond de la
matrice à fa place. Si au contraire le
fond de la matrice paroît au dehors, on
introduit la main bien graiffée, de
chaque côté, fous la tumeur, on la
porte jufqu'au col de la matrice, on le

preſſe doucement en faiſant rentrer petit à petit ce qui formoit cette tumeur. Par cette manœuvre, que l'on doit faire avec beaucoup de prudence, le fond reprend ſa place.

D. Qu'eſt-ce que la chute de l'anus ?

R. C'eſt une tumeur formée au dehors par le relâchement de l'extrémité de l'inteſtin *rectum*.

D. Quelles ſont les cauſes de la chute de l'anus ?

R. Ce ſont des efforts trop violens que la femme a faits pour accélérer l'accouchement.

D. Comment remédie-t on à cet accident ?

R. On enveloppe le bout du doigt du milieu d'un linge doux, on introduit ce doigt au milieu de la tumeur, & on la repouſſe en dedans juſqu'à ce qu'elle ſoit entierement rentrée.

D. N'arrive-t il pas d'autres accidens à la ſuite des accouchemens laborieux ?

H ij

R. Il en arrive encore beaucoup d'autres, tels que des hernies, des pertes de fang, des convulfions, des fuppreffions des lochies, &c. Mais tous ces accidens font abfolument du reffort de la Médecine & de la Chirurgie. Nous n'en dirons donc rien ici, nous n'avons même détaillé ceux dont nous venons de parler dans ce chapitre, que pour infpirer aux fages-femmes les juftes craintes qu'elles doivent avoir & les rendre prudentes, fans cependant les décourager.

QUATRIEME PARTIE.

CHAPITRE PREMIER.

DES Accouchemens contre nature, de leurs signes généraux & des précautions que l'on doit prendre avant de les réduire.

D. Qu'est-ce que l'accouchement contre nature ?

R. L'accouchement contre nature est, comme nous l'avons déjà dit, celui dans lequel l'enfant se présente, de maniere qu'il ne peut sortir sans que l'on change sa position dans la matrice.

D. Quelles sont les causes des accouchemens contre nature ?

R. On peut attribuer ces accouchemens à des mouvemens forcés de l'en-

fant qui le mettent dans telle ou telle
pofition, qu'il ne peut changer, foit
dans le cours de la groffeffe, foit dans
le tems qu'il fait la culbute.

D. Quels font les fignes généraux
des accouchemens contre nature ?

R. Les principaux font l'irrégularité
de la groffeur du ventre, la violence
& la longueur des douleurs, l'étendue
& la moleffe des eaux qui ne fe mou-
lent pas à l'orifice de la matrice comme dans l'accouchement naturel.

D. Quelles précautions doit-on prendre avant de réduire les accouchemens
contre nature ?

R. On doit 1°. s'attacher fcrupuleufement à reconnoître la partie que l'enfant préfente ; 2°. favoir de quel côté
la tête fe porte, & fi la face eft en deffus ou en deffous ; 3°. faire la plus
grande attention aux fignes qui annoncent la vie ou la mort de l'enfant ;
4°. ne travailler que lorfque la femme
n'a pas de douleurs.

D. Pourquoi eft-il néceſſaire de reconnoître la partie que l'enfant préſente ?

R. Parce que ſans cette connoiſſance on s'expoſe ou à laiſſer périr l'enfant, ou du moins à laiſſer languir la mere très longtems.

D. Pourquoi faut-il ſavoir de quel côté la tête ſe porte ?

R. Parce que l'on doit toujours ſe ſervir, pour travailler, de la main du côté de laquelle la tête ſe porte.

D. De quelle utilité peut-il être de ſavoir ſi la tête de l'enfant eſt en deſſus ou en deſſous ?

R. Cette connoiſſance eſt très-utile, en ce qu'elle guide la ſage-femme lorſ-quelle retourne l'enfant & lui fait prendre les précautions néceſſaires pour lui tourner la face vers l'os *ſacrum*.

D. A quoi bon chercher à reconnoître ſi l'enfant eſt vivant ou mort ?

R. Cette connoiſſance eſt encore néceſſaire, en ce que ſi l'enfant eſt vivant,

on doit dans les manœuvres le ména-
ger autant que la mere , quand on de-
vroit pour cela rendre le travail plus
long , & faire enforte de ne le mutiler
en aucune forte. D'ailleurs fi les fignes
de vie font foibles & laiffent des craintes , on doit le baptifer.

D. Pourquoi ne faut-il travailler que
lorfque la femme n'a point de douleurs ?

R. Parce que les douleurs font des
contractions de la matrice qui s'oppo-
feroient aux manœuvres néceffaires
pour mettre l'enfant dans une pofition
convenable à fa fortie.

CHAPITRE II.

*De la maniere de reconnoître la partie
que l'enfant préfente.*

D. Est-il facile de reconnoître la
partie que l'enfant préfente ?

R. On ne s'y trompe pas , ou du
moins

moins bien rarement, lorfqu'on s'eft
étudié à diftinguer la forme des différentes parties, & que l'on porte toute
fon attention touchant la femme. Cependant on ne peut fe rendre abfolument certain de la pofition de l'enfant
que lorfque les eaux font percées.

D. Comment reconnoît-on que l'enfant a la tête mal tournée ?

R. L'enfant peut préfenter ou le derriere ou le devant, ou les côtés de la
tête. Si c'eft le derriere de la tête qui
fe préfente, on a beau chercher la fontanelle on ne la trouve pas, & on fent
à fa place la protubérance occipitale. Si
l'enfant préfente le devant de la tête,
on fent le nez ou les yeux ou la bouche. Lorfque la tête fe préfente de l'un
ou de l'autre des côtés, on touche l'o-
reille du côté qui fe préfente.

D. Quels font les fignes qui indiquent que le vifage eft en-deffus vers
les os pubis ?

R. Lorfque la face eft en deffus vers

I

les os *pubis*, la fontanelle eſt auſſi vers ces mêmes os, & on ſent la protubé-rance occipitale vers l'os *ſacrum*.

D. Comment reconnoît-on que c'eſt la nuque qui ſe préſente ?

R. On le reconnoit aux vertebres du cou, au vide qui ſe trouve de chaque côté du cou, & ſi on gliſſe un doigt à droite & à gauche, on trouve d'un côté la cavité appelée vulgairement la foſſette, & de l'autre les épaules de l'enfant.

D. Comment diſtingue-t-on que l'enfant préſente l'épaule ?

R. On diſtingue que c'eſt l'épaule qui ſe préſente, en ce que cette partie forme à l'orifice de la matrice une tu-meur moins groſſe & moins étendue que la tête, & que, lorſque les eaux ſont percées, ſi on gliſſe un doigt en deſſus & en deſſous de cette tumeur, ou ſur les côtés, on reconnoît l'aiſſelle, la clavicule, le cou, &c.

D. Quels ſont les ſignes qui annoncent que l'enfant préfente le dos ?

R. On le reconnoît aifément par les vertebres & par les côtes.

D. Comment s'apperçoit-on que l'enfant préfente la hanche ?

R. On s'en apperçoit aifément en gliffant le doigt *index* à droite, à gauche, en haut & en bas , parce que par ce moyen on reconnoît l'os des ifles & le côté du ventre.

D. Comment diftingue-t-on les feffes des autres parties ?

R. Quoique cette partie foit bien caractérifée , nous connoiffons cependant des accoucheurs , foit difant très-inftruits, qui ne la reconnoiffent que lorfque l'enfant, preffé dans cette fituation , leur lâche les excrémens dans la main.

On diftingue les feffes, par la ligne qui les fépare, & par les parties naturelles que l'on trouve bientôt fi on gliffe un doigt le long de cette ligne.

D. Comment reconnoît-on que l'enfant préfente les pieds ?

R. Dans cet accouchement, comme dans celui où l'enfant préfente les mains, les eaux fe forment en pointe à l'orifice de la matrice, & on reconnoît les doigts, même les talons, à travers les membranes, à plus forte raifon lorfquelles font ouvertes.

D. Comment diftingue-t-on les genoux ?

R. On les diftingue par leur roideur, par la rotule, & prefque toujours, parce qu'il y en a un qui s'avance plus que l'autre au paffage.

D. A quoi reconnoît-on que c'eft le ventre qui fe préfente ?

R. Lorfque c'eft le ventre qui fe préfente, on trouve à l'orifice de la matrice une tumeur large & molle, & en portant fon doigt de côté & d'autre, on rencontre le cordon ombilical.

CHAPITRE III.

Des manœuvres néceſſaires dans les ac-
couchemens contre nature.

D. Quelles ſont les manœuvres
néceſſaires lorſque la tête ne ſe trouve
pas bien dans la direction du vagin ?

R. Lorſque la tête n'eſt pas dans la
direction du vagin , & que l'on s'eſt
aſſuré que la face eſt en deſſous vers
l'os *ſacrum* , il faut , de tel côté que la
tête ſoit penchée , faire coucher la femme ſur le dos , les feſſes plus élevées
que le reſte du corps , pour faire retomber la matrice dans le bas-ventre : enſuite on introduira une main bien graiſ-
ſée entre l'orifice de la matrice & la
tête de l'enfant , du côté où elle ſe porte , on attendra une douleur dans cette
poſture , & on en profitera pour rame-
ner doucement la tête dans la direction
du vagin , on placera auſſi-tôt la fem-

me comme elle doit être pour accoucher, & on terminera l'accouchement comme le naturel.

Il ne faut pas oublier que l'on doit se servir de la main du côté où la tête se porte le plus, & que l'on ne doit faire aucune tentative pour repousser la tête.

D. Lorsqu'il se présente une ou les deux mains avec la tête, que faut-il faire ?

R. On glisse une main bien graissée entre la tête & la main qui se présente avec elle, pour reconnoître si cette main est du même enfant, lorsqu'on en sera certain, si la tête est bien engagée, on finira l'accouchement sans y rien changer, prenant seulement la précaution de tirer doucement chaque bras, & de le bien étendre de chaque côté de la tête, afin que les coudes ne s'accrochent pas.

D. Si la tête n'est pas engagée, & si la tête est trop grosse pour passer avec les deux bras, comment termine-t-on l'accouchement?

R. Dans ce cas, on couche la femme, comme nous l'avons dit pour l'accouchement dans lequel la tête n'est pas dans la direction du vagin, on repousse doucement l'enfant en appuyant le bout des doigts sur une épaule, & on va chercher les pieds, puis on termine l'accouchement avec les précautions indiquées en parlant de l'accouchement par les pieds dans le chapitre des accouchemens laborieux.

D. Quand l'enfant présente la tête la face tournée vers les os pubis, doit-on retourner la tête pour mettre la face vers l'os *sacrum ?*

R. Non, mais on profite des douleurs pour repousser le coccyx autant qu'on le peut & faciliter par là le passage de la tête, sans froisser le visage contre les os *pubis.*

D. Comment réduit-on l'accouchement dans lequel l'enfant présente la

nuque, la tête portant fur le détroit
fupérieur du baffin du côté gauche, la
face en l'air ?

R. Dans ce cas, on reconnoît aifément le lieu que la tête occupe ; on introduit une main bien graiffée fous la
tête, & en agiffant feulement du coude, on fouleve doucement la tête, on
la porte dans la cavité iliaque, du côté
où elle eft placée, & lorfqu'elle y eft,
on paffe la main, fans le retirer de la
matrice, fous le corps de l'enfant, on
le faifit en mettant les quatre doigts
fur le ventre & le pouce fur le côté qui
regarde le *pubis*, puis on fait faire à
l'enfant un mouvement de rotation en
revenant de derriere en devant : on
continue ce mouvement jufqu'à ce que
le ventre occupe la place que le dos
occupoit auparavant, alors on fuit le
corps de l'enfant, toujours avec la
même main, jufqu'à l'articulation du
pied avec la jambe, on faifit cette articulation, l'on dégage les jambes l'une

après l'autre en faisant plier les genoux. L'enfant se trouve, après cette manœuvre, placé obliquement dans la matrice, mais pour le mettre droit, on repousse la tête dans le fond de la matrice avec le doigt *index*, tandis qu'avec les autres on amene les cuisses dans le vagin. On doit encore, avant de retirer sa main de la matrice, s'assurer de la position des bras, en dégager un, même tous les deux si la tête paroît trop grosse pour passer avec un, puis on acheve l'accouchement avec les précautions recommandées pour l'accouchement par les pieds, dans les accouchemens laborieux, Chap. II.

D. S'il arrive, pendant toutes ces manœuvres, que la matrice se contracte, doit-on les continuer ?

R. Non, on doit cesser toute manœuvre à la moindre contraction, & se contenter de maintenir l'enfant comme on l'a mis, pour reprendre les manœuvres aussi-tôt que la contraction cesse.

D. Lorfque l'enfant préfente la nu-que, le haut de la tête portant fur le bord du détroit fupérieur du baffin, chacun des pieds placé à côté du cou, l'un vers le *pubis*, l'autre vers l'os *facrum*, la face en l'air & les feffes dans le fond de la matrice, comment doit-on fe conduire ?

R. Il faut dans ce cas repouffer le pied qui eft vers les os *pubis* & le faire paffer par deffus la face de l'enfant, por-ter enfuite fa main fous l'occiput, com-me dans le cas précédent, porter la tête dans la cavité iliaque à laquelle elle répond, faire le mouvement de rotation comme nous venons de l'ex-pliquer, dégager les bras s'ils fe trou-vent fur les pieds & terminer l'accou-chement abfolument comme le pré-cédent.

D. Que faut-il faire lorfque l'enfant préfente la tête & les deux pieds, l'un à droite, l'autre à gauche, engagés dans le détroit fupérieur du baffin ?

R. Il est absolument impossible de terminer cet accouchement en tirant les pieds seulement, ou en essayant de repousser la tête dans le grand bassin. On saisira donc les deux pieds en mettant le doigt du milieu entre les deux, le pouce sur le côté de l'un & le quatrieme doigt sur le côté de l'autre, on allongera en même tems le doigt *index* sur le front de l'enfant pour relever la tête dans le grand bassin, tandis qu'avec les autres doigts on amenera les jambes dans le vagin. Ce n'est que par ces deux manœuvres bien combinées & bien soutenues que l'on peut se flatter du succès.

On doit s'attendre à des contractions de la matrice, & il faut, pendant qu'elles se font, soutenir l'enfant dans la situation où on l'a mis, & reprendre le travail lorsqu'elles cessent.

Lorsqu'on aura redressé le corps de l'enfant, on finira l'accouchement par les manœuvres indiquées dans le cas où l'enfant préfente les pieds la face tournée vers les os *pubis*.

D. Quelles font les manœuvres néceffaires dans l'accouchement où l'enfant préfente les bras ?

R. On doit dans ce cas donner un fecours prompt, & bien fe garder de tirer ou repouffer le bras qui fe préfente. Il faut, avant tout travail, examiner fcrupuleufement la pofition de la tête, & fi la face regarde l'os *facrum* ou les os *pubis*.

Si la tête porte fur le détroit fupérieur du baffin, on la place, comme dans les cas où l'enfant préfente la nuque, dans la cavité iliaque la plus voifine, enfuite fi la face regarde l'os *facrum*, en fait faire au corps de l'enfant un mouvement de rotation de derriere en devant ou de devant en derriere lorfque la face regarde les os *pubis* : après cela on fuit le corps de l'enfant pour trouver les pieds & les amener dans le vagin par les manœuvres expliquées dans l'accouchement où l'enfant présente la nuque. On observe de plus dans celui-ci, de ne pas oublier le bras qui s'est présenté d'abord, & on le place sur le haut & le devant de la cuisse, puis on suit, pour l'autre bras, les regles prescrites en parlant de l'accouchement où l'enfant présente les pieds, la face tournée vers le *pubis*, Chap. II des Accouchemens laborieux. On termine ensuite l'accouchement comme les précédens.

D. Comment fait-on l'accouchement où l'enfant présente l'épaule ?

R. On emploie les mêmes manœuvres que dans l'accouchement du bras.

D. Comment réduit-on l'accouchement dans lequel l'enfant présente le dos ?

R. On doit dans cet accouchement prendre les précautions indiquées dans les précédens, faire le mouvement de rotation, dégager les bras, saisir les pieds l'un après l'autre & terminer l'accouchement comme celui du bras.

D. Que fau-il faire lorſque l'enfant préſente les feſſes ?

R. les feſſes peuvent ſe préſenter ou en devant vers les os *pubis*, la face vers l'os *ſacrum*, ou en derriere vers l'os *ſacrum* la face regardant le *pubis*, ou de côté, à droite ou à gauche, la face tournée vers l'un ou l'autre des os des iſles.

Lorſque les feſſes ſe préſentent en devant vers les os *pubis*, & qu'elles ſoient bien engagées dans le petit baſ-ſin, on gliſſe le doigt *index* de chaque main dans le pli des cuiſſes & on s'en ſert comme d'un crochet pour tirer l'enfant dans cette poſition. Lorſque les hanches & les pieds ſont ſortis, on paſſe la main ſous le ventre & la poi-trine de l'enfant pour reconnoître la poſition des bras, on les place à côté de la tête ou on les dégage s'il le faut, puis on termine l'accouchement com-me les précédens.

Si au contraire les feſſes ne ſont pas engagées dans le petit baſſin, on les releve avec la main, on les place ſur les os *pubis*, on les y ſoutient avec un doigt, tandis qu'avec les autres on ſaiſit les pieds pour les faire tomber dans le vagin en les portant vers l'os *ſacrum* pour dégager les feſſes plus aiſément de deſſus les os *pubis*, & on termine l'accouchement comme les précédens. Si les feſſes ſont tournées vers l'os *ſacrum*, on les portera ſur la partie ſupérieure de cet os, on dégagera les jambes, on retournera l'enfant avec les précautions recommandées Chapitre II des Accouchemens laborieux, en parlant de l'accouchement par les pieds.

Si les feſſes ſont tournées vers l'un ou l'autre des os des iſles, on les place dans la cavité iliaque à laquelle elle répondent, on ſaiſit les pieds, on les tire en les portant du côté oppoſé & on prend toujours la précaution de retourner l'enfant de maniere que la face regarde l'os *facrum*, & on fe fouvient de ce que nous avons dit dans l'accouche-ment par les pieds, tant pour les bras que pour la tête.

D. Par quel moyen termine-t-on l'accouchement lorfque l'enfant pré-fente un pied & une main enfemble?

R. Dans cet accouchement, on ne doit ni tirer ni repouffer le pied ou la main qui fe préfentent ; mais après les précautions ordinaires, pour le peu que la femme foit mal conftruite ou l'en-fant trop gros, on gliffe une main le long de la jambe qui eft au paffage, jufqu'aux parties naturelles de l'enfant pour trouver l'autre jambe, on la faifit dans fon articulation avec le pied, on fait plier le genou & on abaiffe cette feconde jambe dans le vagin, on la tire au niveau de l'autre, & on acheve l'accouchement comme les précédens, en n'oubliant pas la main qui fe pré-fentoit, ni tout ce que nous avons dit, tant pour retourner l'enfant s'il

le

le faut, que pour la fortie de la tête.

D. Que faut-il faire lorfque l'enfant préfente les genoux ?

R. On les repouffe vers l'os *facrum*, ou vers les os *pubis*, felon qu'ils font tournés, on va faifir les pieds & on fuit pour le refte tout ce que nous avons dit pour les accouchemens précédens.

D. Comment manœuvre-t-on dans l'accouchement où l'enfant préfente le ventre avec fortie du cordon ombilical ?

R. La fortie du cordon ombilical doit déterminer à finir l'accouchement le plus promptement poffible, toujours cependant avec les plus grandes précautions, & dans ce cas-ci, on fait faire à l'enfant le mouvement de rotation de devant en arriere, & pendant que l'on dégage les jambes, on fait le levier avec le pouce fur la hanche de l'enfant pour l'empêcher de retomber. Du refte on fe conduit comme dans les accouchemens précédens.

K

D. Que doit-on faire lorsque c'est la hanche qui se présente?

R. On doit faire la même manœuvre que lorsque l'enfant présente le ventre, avec cette seule différence que si la face regarde l'os *pubis* on fera le mouvement de rotation de devant en derriere, & de derriere en devant si la face regarde l'os *sacrum.* Le reste à l'ordinaire.

D. Lorsque dans tous ces accouchemens il se rencontre quelque vice des os *sacrum* ou *pubis* qui retiennent la tête, comment doit - on se conduire?

R. Lorsque l'on sentira la moindre résistance après avoir fait sortir le corps de l'enfant, on cessera de tirer, on glissera une main sous l'enfant pour reconnoître l'obstacle, & on se conduira d'après ce que nous avons dit en parlant des accouchemens laborieux.

D. Lorsque l'enfant est mort dans

la matrice, quels moyens emploie-
t-on pour terminer l'accouchement?

R. Lorsque l'enfant est mort, &
qu'il se présente par la tête, s'il reste
encore des douleurs, on en profite
pour terminer l'accouchement comme le naturel ; mais si la mere n'a
plus de douleurs, on repousse la tête,
on va chercher les pieds & on fait
l'accouchement comme les précédens.

D. Lorsque la tête se sépare du
corps de l'enfant, comment la retire-
t-on ?

R. Lorsque la tête se sépare du corps,
on introduit la main bien graissée dans
la matrice, on met deux doigts dans
la bouche de l'enfant, & avec les autres on saisit les lambeaux qui restent
au cou ou le cou lui-même, on tourne la tête sur le côté & on l'amene
ainsi au dehors. Si ce moyen ne réussit pas on a recours au forceps, mais
nous engageons les sages-femmes à ne
pas se charger de cette besogne.

K ij

D. Doit-on tirer le placenta avant d'extraire la tête féparée du corps ?

R. Oui, lorfque le placenta n'eft pas adhérent, on le retire avant la tête ; mais s'il eft adhérent, on ne le retire qu'après avoir extrait la tête.

D. Lorfqu'il y a long-tems que l'enfant eft mort, & qu'il eft affez pourri dans la matrice pour que les membres foient tous féparés, que doit-on faire ?

R. On doit tirer tous les membres les uns après les autres, les ranger chacun à leur place fur un plat à mefure qu'on les retire de la matrice, afin de les reconnoître tous, & on a grand foin de ne rien laiffer ni dans la matrice, ni dans le vagin.

D. N'y a-t-il pas d'autres pofitions, contre nature, de l'enfant dans la matrice que celles que l'on vient de détailler ?

R. Il peut y en avoir encore d'autres, mais elles doivent avoir rapport

à celles dont nous avons parlé, & en
les comparant avec attention, on trouvera fans peine les manœuvres néceffaires dans les différens cas.

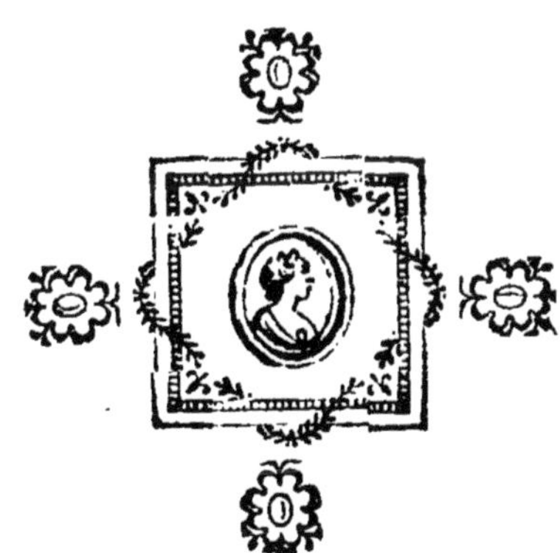

DISCOURS

S U R les devoirs des Sages-femmes.

PARMI les arts utiles & néceſſaires à la ſociété, il en eſt peu dont l'utilité & la néceſſité ſoient auſſi réelles que celles de l'art des accouchemens. C'eſt par cet art, hélas trop négligé pendant longtems! que nous naiſſons pour jouir d'une bonne ou d'une mauvaiſe ſanté, ſelon que les ſecours qui nous ont été donnés ont été plus ou moins prudens, plus ou moins éclairés. C'eſt cet art précieux qui conſerve tous les jours à l'état un grand nombre de ſujets qui doivent en faire la force, & des meres fécondes qui doivent encore l'enrichir de leurs productions. Pourquoi donc le voyons-nous mépriſé & avili? N'en cherchons la cauſe que dans l'ignorance & la témérité des femmes qui l'exer-

cent. Peu inſtruites dans la connoiſſance des parties ſur leſquelles elles
ont à travailler, & des dangers de leurs
mauvaiſes manœuvres, elles rendent
les meres & les enfans également vic-
times de leur impéritie. Mais les
malheurs ſans nombre, ſuite funeſte
de leur pratique ténébreuſe, le cri de
la nature opprimée, ont allarmé le Roi
bien aimé que nous venons de perdre,
& il a auſſi-tôt cherché à les prévenir.
Les cours d'accouchemens ordonnés
dans toutes les provinces, ont déjà
formé un grand nombre de ſages femmes, capables de faire rendre à leur état
l'eſtime & les honneurs qu'il mérite.
Ce ſage établiſſement ſera ſans doute
favoriſé & maintenu par le nouveau
Monarque, dont la bienfaiſance a eſ-
ſuyé nos pleurs & ranimé nos eſpéran-
ces. Nous aurons donc bientôt la conſo-
lation de voir dans toutes les campa-
gnes des accoucheuſes dont la pratique
ſera ſûre, & qui connoiſſant les de-

voirs attachés à leur profession, les rempliront avec zele & exactitude. Je vais leur mettre sous les yeux les principaux de ces devoirs.

Je distingue les devoirs des sages-femmes en deux especes, les premiers regardent le physique de l'accouchement, les autres la religion. Je détaillerai dans la premiere partie de ce discours les devoirs qui ont rapport au physique de l'accouchement, & je parlerai des devoirs de religion dans la seconde partie.

Iʳᵉ PARTIE. La plupart des sages-femmes de la campagne, je pourrois même dire des villes, s'imaginent que, pour exercer l'art des accouchemens, il suffit d'avoir quelquefois été témoins des couches d'autres femmes, ou d'avoir elles-mêmes donné le jour à un ou deux enfans. Elles ne connoissent aucune des parties sur lesquelles elles ont à travailler, elles ne connoissent

pas

pas plus ce qui compofent l'arriere-faix, & font fur cet article dans des préjugés qui les déshonorent. De là quantité de manœuvres imprudentes & meurtrieres, de-là des malheurs infinis dont le tableau feroit frémir. Occupons-nous donc des moyens de faire cesser ces malheurs & faisons connoître à ces femmes toute l'étendue de leurs devoirs.

Ceux qui regardent le physique de l'accouchement se réduisent à quatre :

1°. Une sage-femme doit connoître toutes les parties sur lesquelles elle a à travailler.

2°. Lorsque l'accouchement est naturel & facile, la sage-femme doit se contenter d'observer la nature sans agir.

3°. Si l'accouchement est laborieux & difficile, elle doit secourir la femme & travailler à surmonter l'obstacle qui s'oppose à la sortie de l'enfant.

4°. L'accouchement est-il contre nature ? Tout l'ouvrage tombe sur la

L

fage - femme, & elle doit changer promptement la mauvaife pofition de l'enfant.

Nous allons reprendre & donner plus d'étendue à chacun de ces devoirs.

1°. Une fage-femme doit connoître toutes les parties fur lefquelles elle a à travailler. Cette connoiffance eft d'autant plus néceffaire, que fans elle il n'y a rien de certain dans la pratique des accouchemens. Comment une fage-femme pourra-t-elle décider qu'un ac-couchement eft naturel ou laborieux, fi elle ignore l'anatomie tant des os qui compofent le baffin, que des parties qui contiennent le fœtus & qui fervent à fa fortie? Elle fera tous les jours ex-pofée ou à laiffer périr l'enfant fans pouvoir le fecourir, ou à facrifier la mere à des efforts mal entendus & toujours impuiffans. Le bien de l'hu-manité exige donc plus d'attention de la part de ceux qui la reçoivent, & ils doivent craindre de fe rendre coupa-

bles de meurtres qui feront la fuite de
fon ignorance.

2°. Lorfque l'accouchement eft naturel & facile, la fage-femme doit fe
contenter d'obferver la nature fans agir.
La nature, cette mere tendre de tous
les hommes, femble ne travailler que
pour eux, & fes reffources font infinies
lorfque nous avons befoin d'elle. Inter-
rogeons la plupart des meres, elles
nous diront qu'il leur a prefque fuffi
que la fage-femme fût préfente à leurs
couches, & qu'elle n'avoit autre chofe
à faire qu'à admirer la fageffe, fouvent
même la promptitude des fecours de
la nature. Elles nous diront, qu'elles
font convaincues par leur expérience,
que l'accouchement eft une fonction
naturelle, accompagnée à la vérité de
quelques infirmités, de quelques douleurs paffageres, & cependant fuivie
de près de toute la vigueur de leur
fanté. Mais fi nous jetons les yeux
d'un autre côté, que voyons-nous?

Des femmes triftes, mélancoliques, vaporeufes, qu'un premier accouchement a rendues ftériles. Des femmes, jeunes encore, qui feroient l'efpérance & la joie de la fociété, mais chargées d'infirmités devenues incurables. Voulons-nous favoir la caufe de leur triffeffe, de leur ftérilité & de leurs maux? Elles nous répondent en gémiffant, qu'en proie à la témérité, elles pourroient dire à la fureur d'une fage-femme ignorante, elles ne font forties de fes mains barbares qu'après avoir fouffert des contufions, des meurtriffures, des déchiremens de toute efpece, &, ce qui eft plus terrible encore, que ces incommodités font devenues des maux incurables par le mauvais traitement de cette préfomptueufe ignorante.

Ne ceffons donc de répéter aux fages-femmes, que lorfqu'elles fe font affurées que l'accouchement eft naturel, elles doivent tout attendre de la nature,

qu'elles doivent se contenter de con-
soler la mere dans ses douleurs, de la
ranimer par l'espérance d'une délivrance heureuse, & qu'enfin elles commet-
tent un crime lorsqu'elles cherchent à
accélérer l'accouchement par des attou-
chemens ou des efforts toujours dangereux.

3°. Si l'accouchement est laborieux
& difficile, la sage-femme doit secourir la femme en travail & chercher à
surmonter l'obstacle qui s'oppose à la
sortie de l'enfant. Ce troisieme cas
exige toute l'attention, la patience &
la douceur possibles. Ici, il seroit très-
dangereux que la sage-femme soit spec-
tatrice oisive des efforts impuissans que
la nature fait pour se débarrasser. Elle
doit, dès qu'elle a lieu de croire que
l'accouchement sera laborieux, porter
la plus grande attention pour reconnoître l'espece & la valeur de l'obstacle
qui s'oppose à la sortie de l'enfant, &
lorsqu'elle l'a reconnue, elle doit

exhorter la mere à la patience sans l'effrayer, & lui donner avec douceur les
secours propres à l'espece d'accouchement qui se présente. Combien, hélas,
l'ignorance de ces devoirs n'a-t-elle pas
sacrifié de meres & d'enfans! Les sages-
femmes doivent donc les avoir toujours
présens; elles doivent donc, toutes
les fois qu'elles sont appelées, se rappeler tous les principes que nous leur
avons donnés pour ne s'en écarter jamais. Elles doivent se souvenir que
lorsque ce sont les vices du vagin qui
mettent obstacle à l'accouchement ou
ceux de la matrice, il ne faut rien précipiter, qu'il faut agir avec assez de lenteur
pour n'occasionner dans ces parties aucune contusion, aucune inflammation,
aucun déchirement. Que si les eaux me-
naçoient de s'écouler avant que le passage fût assez relâché pour la sortie de
l'enfant, il faut les retenir autant qu'il
est possible, & employer sans relâche les
adoucissans & les émolliens indiqués.

Rencontrent-elles, au contraire, les vices des os qui forment le baffin ? Avec quel ménagement ne doivent-elles pas travailler à les furmonter ? Il y va de la vie de l'enfant ou de fa fanté pendant toute fa vie. Ne cherchons pas fi loin la caufe de la ftupidité & de l'épilepfie naturelle à tant d'enfans, nous la trouvons dans la précipitation des fages-femmes, qui compriment, enfoncent même quelquefois les os de la tête, & dérangent pour toujours les fonctions du cerveau. Sont-ce les vices de l'enfant qui rendent l'accouchement laborieux ? Avec quel fcrupule ne doit-on pas examiner la force de ces vices, avant de prononcer fur la néceffité des opérations qui lui enlevent la vie avant fa naiffance ? L'accouchement s'annonce-t-il par une perte confidérable ? Les fecours doivent être prompts, mais toujours raifonnés & prudens.

4°. Lorfque l'accouchement eft contre nature, tout l'ouvrage tombe fur la fage - femme, & elle doit changer promptement la mauvaife pofition de l'enfant.

Si l'accouchement laborieux exige de l'attention, de la patience & de la douceur, l'accouchement contre nature exige de plus une fermeté à l'épreuve. C'eft dans ce dernier accouchement que la fage-femme, toujours pleine des principes qu'elle a gravés dans fa mémoire, doit reconnoître la mauvaife pofition de l'enfant & ne pas s'en effrayer. Elle doit en avertir la mere & les affiftans, fans décourager l'une ni déconcerter les autres. Elle doit s'affurer de la vie ou de la mort de l'enfant, & méditer toutes les manœuvres qu'elle a à faire avant de les commencer. C'eft alors que doivent briller l'agilité & la prudence de fa main pour retourner le fœtus promptement. C'eft dans cet accouchement que l'on doit reconnoître l'adreffe d'une main éclairée dans le maniement des tendres membres de l'enfant qui va naître. On ne la verra pas, cette main bien inftruite, non, on ne la verra pas laiffer languir l'enfant trop longtems dans une pofition qui le feroit périr. On ne la verra pas méconnoître les parties qui fe préfentent, prendre les feffes pour la tête, & ne fortir de fon erreur que lorfqu'elle fera chargée des excrémens que l'enfant mourant lâche pour lui demander du fecours. On ne la verra pas, cette main précieufe à l'état, amener un enfant dont les os feront luxés ou caffés, & les parties molles comprimées ou contufes. Tous les affiftans, au contraire, admireront la prudence, la douceur, la conftance & la fermeté qui l'ont dirigée, & l'accouchée elle-même, oubliant bientôt fes douleurs, fe réjouiffant de la naiffance d'un enfant fain, baifera cent fois la main chérie qui l'a aidée à en être la mere.

Concluons de tout ce que nous venons de dire, qu'une fage-femme doit,

avant d'embraſſer la profeſſion d'accoucheuſe, s'inſtruire de toutes les parties
ſur leſquelles elle doit travailler, des
vices de toutes ces parties & de toutes
les différentes poſitions que l'enfant
peut prendre dans la matrice. Qu'elle
doit graver profondément dans ſa mémoire tous les principes de l'art des
accouchemens & avoir toujours pré-
ſentes les regles & les précautions que
nous avons preſcrites, tant pour l'accouchement naturel, que pour les accouchemens laborieux & contre nature.
Qu'elle doit enfin ſe rappeler ſans ceſſe
les ſignes de ces différens accouchemens & les manœuvres qu'ils exigent.
Mais il ne ſuffit pas qu'elle ait ces con-
noiſſances, & qu'elle rempliſſe exactement les devoirs qui regardent le phy-
ſique de l'accouchement, il faut encore qu'elle ait de la religion, & qu'elle n'oublie jamais les devoirs qu'elle lui
impoſe. Nous allons les détailler dans
la ſeconde partie de ce diſcours.

IIe Partie. Si la religion doit nous guider, (& il n'y a pas à en douter) si dis-je, la religion doit nous guider dans tous les états, c'eſt ſurtout dans la profeſſion d'accoucheuſe. Quel état dans lequel les occaſions du mal ſoient plus fréquentes, & dans lequel auſſi le crime ſoit plus impuni? Que ne doit-on pas craindre des ſages-femmes, ſi toutes leurs actions ne ſont éclairées du flambeau de la religion? En vain connoiſſent-elles parfaitement toutes les parties ſur leſquelles elles ont à travailler, en vain exécutent-elles avec agilité & adreſſe les manœuvres les plus difficiles, le ſort des meres & des enfans ſera toujours douteux, ſi la religion ne préſide pas à toutes les reſſources de leur art. Dépoſitaires de la vie des femmes & des enfans qui attendent leurs ſecours, que deviendront ces êtres malheureux, ſi l'appât d'un gain honteux peut les ſéduire, ou ſi le libertinage les conduit? Il y a donc des devoirs de religion que les sages-femmes doivent remplir exactement. Ces devoirs tombent les uns sur la mere, les autres sur l'enfant, d'autres encore sur ces personnes esclaves de leurs passions, que la honte & le repentir déterminent à prématurer leur délivrance, ou à détruire le fruit inattendu & innocent de leurs débauches. Donnons à ces devoirs toute l'étendue qu'ils doivent avoir.

1°. Les devoirs que la religion impose aux sages femmes tombent sur la mere. Nous voyons tous les jours les femmes pieuses non seulement fréquenter les sacremens pendant leur grossesse, mais encore redoubler en quelque sorte leur ferveur aux approches de leurs couches. Elle vont puiser souvent dans la source de vie des sources toujours puissantes & toujours nouvelles; pleines d'une juste confiance en l'Auteur de la Nature, elles vont aux pieds de ses autels se reconcilier avec lui, & implorer les secours divins pour elles & pour l'enfant à qui elles doivent bientôt donner le jour Mais la conduite de toutes les femmes est-elle aussi édifiante ? Nous n'en voyons, hélas ! que trop qui participant aux vices du siecle, se font gloire de tout donner à la nature & d'en méconnoître le souverain Maître. Ce sont ces dernieres, que la sage - femme doit éclairer, elle doit, à la moindre apparence de danger, les engager à pourvoir à la sureté de leur conscience, à édifier leur prochain, à demander les sacremens. Sa piété les touchera, sans doute, dans des circonstances aussi critiques, & lorsqu'elle aura la consolation de les avoir fait rentrer dans le devoir, elle leur donnera les secours avec plus de tranquillité & d'espérance.

2°. La sage femme doit veiller au salut de l'enfant. Tous les hommes naissent avec la tache originelle qui ne

peut être effacée que par les eaux falu-
taires du baptême. Ils ne peuvent pré-
tendre au bonheur éternel pour lequel
ils font créés, qu'après cette régéné-
ration fpirituelle. C'eft donc un devoir
indifpenfable de baptifer les enfans, &
les fages-femmes peuvent le faire lorfqu'ils font en danger d'une mort pro-
chaine. Ce devoir des fages-femmes
eft donc reftreint aux cas de néceffité
abfolue, elles ne doivent même le
remplir, fi l'enfant eft entierement
forti du fein de fa mere, que lorfqu'il
ne fe trouve pas parmi les affiftans
d'autres hommes que le pere, & elles
font obligés de fe conformer fcrupuleufement aux loix de l'églife, tant
pour la matiere du baptême que pour
la forme. La matiere du baptême eft
l'eau benite, & à fon défaut l'eau fim-
ple, telle que l'eau de fontaine, de
puits, de pluie ou de riviere. La forme
du baptême eft de répandre cette eau
fur la tête ou fur quelque partie nota-

ble & nue du corps de l'enfant, en di-
sant : *enfant, je te baptise au nom du
Pere, & du Fils & du Saint-Esprit.* On ne
doit absolument rien changer à ces paroles, & il faut, autant qu'on le peut,
verser l'eau en forme de croix, en pro-
nonçant les paroles distinctement,
avec tout le respect dû au sacrement.
Nous avons dit que la sage-femme,
lorsque l'enfant est entierement sorti,
ne doit le baptiser que lorsqu'il n'y a
parmi les assistans d'autres hommes
que le pere ; mais la pudeur exige qu'elle le baptise elle-même, soit qu'il ne
soit pas entierement sorti, soit qu'il
faille le baptiser dans le sein de la mere.
Il se rencontre quelquefois dans les
accouchemens laborieux des obstacles
assez forts pour donner de justes craintes sur la vie de l'enfant. Dans ce cas
la sage-femme doit le baptiser dans la
matrice. Pour cela elle introduit une
main bien graissée dans la matrice, &
lorsqu'elle a touché à nud une partie

de l'enfant ; elle gliſſe avec l'autre main, ſur celle qui touche l'enfant, une ſeringue pleine d'eau tiéde, prenant garde que la canule ne s'accroche à rien, elle pouſſe le piſton, répand l'eau ſur la partie qu'elle a touchée & prononce en même tems les paroles, *enfant, je te baptiſe au nom du Père, & du Fils & du Saint-Eſprit.* Si elle avoit lieu de douter de la vie de l'enfant, elle le baptiſeroit ſous condition, en diſant : *enfant, ſi tu es vivant, je te baptiſe au nom du Père, & du Fils & du Saint-Eſprit.* Lorſqu'après cette précaution chrétienne, l'enfant vient vivant, & qu'il eſt en état d'être porté à l'égliſe, qui eſt le lieu conſacré pour notre reconciliation avec Dieu, la ſage-femme doit certifier au Curé qu'elle a baptiſé l'enfant, & doit rendre la formule dont elle s'eſt ſervie.

Lorſque c'eſt un monſtre qui vient au monde, on doit le baptiſer ſous condition, en diſant : *ſi tu es homme, je je te baptife au nom du Pere , & du Fils & du Saint-Efprit*. Si le monftre a deux têtes & deux poitrines, on peut les bap-tifer féparément comme je viens de le dire, ou les baptifer enfemble en di-fant : *ji vous êtes hommes , je vous bap-tife au nom du Pere,& du Fils & du Saint-Efprit.*

Mais il arrive fouvent, dans les fauf-fes couches , que l'embrion fort enve-loppé dans fes membranes & qu'il eft encore vivant. Le premier foin de la fage - femme doit - être de couper promptement les membranes , d'exa-miner fi l'embrion a du mouvement , & quand il n'en auroit pas, elle doit le baptifer fous condition en difant : *fi tu es vivant , je te baptife au nom du Pere, & du Fils & du Saint-Efprit.* Elle doit fe conduire de même pour les enfans qui ont été fatigués par un travail long & pénible , & qui paroiffent fans mouve-ment. Enfin, comme les facremens font pour les hommes, on peut bapti-

M

fer dans tous les cas, même les plus douteux, pourvu qu'on le faffe fous condition, & que l'enfant ou l'embrion ne foit pas corrompu.

3°. Les devoirs de religion des fages-femmes, s'étendent encore aux perfonnes qui, n'étant pas mariées, fe livrent à leurs paffions, & cherchent enfuite à prématurer l'accouchement, ou à détruire le fruit de leur libertinage. La nature a horreur d'un crime auffi énorme, nous voyons cependant des meres affez cruelles & affez impies pour le commettre. A Dieu ne plaife que nous foupçonnions aucunes fages-femmes de s'en rendre complices, ce feroit le comble de l'abomination. Nous ne nous étendrons donc pas fur cet article, & nous nous contenterons de dire aux fages-femmes que nous inftruifons, qu'elles ne peuvent trop fe précaution-ner contre les follicitations de ces femmes vouées à la débauche, qu'elles doivent craindre leur générofité. C'eft dans de telles circonſtances que doit ſe montrer leur probité, qu'elles doivent appeler la religion à leur ſecours, & enviſager les peines temporelles & éternelles dûes à un attentat auſſi horrible.

Les ſages-femmes doivent donc joindre à la connoiſſance de leur art, toutes les vertus chrétiennes. Elles doivent être douces, patientes, amies de la paix, de la tranquillité & du travail, capables de garder inviolablement un ſecret, de bonnes mœurs & au-deſſus de toute ſéduction.

FIN.

TABLE

Des Parties & Chapitres contenus dans ce volume.

PREMIERE PARTIE.

SECONDE PARTIE.

TROISIEME PARTIE.

QUATRIEME PARTIE.

Fin de la Table.

Traité complet des Accouchemens avec les observations, par M. de la Motte, Chirur-gien-Accoucheur a Valogne, auquel on a joint toutes les observations & découvertes faites jusqu'en 1765, & tirées de tous les Auteurs qui ont traité de cette partie de la chirurgie, 2 vol. *in-8°. figures* . . . . 12 l.

Traité complet de Chirurgie, contenant des observations & réflexions sur toutes les maladies chirurgicales, par le même Auteur; troisieme édition, revue, corrigée & augmen-tée de notes par M. Sabatier, Professeur royal en Anatomie, 2 vol. *in-8°.* 1771 . 12 l.

Maladies des Femmes & des Enfans, avec un traité des accouchemens, tirés des apho-rismes de M. Boerhaave, commentés par M. Wan-Swieten, traduits & augmentés de notes & observations, 2 vol. *in-12*, 1769. 6 l.

Traité des Maladies des femmes grosses & de celles qui font accouchées, avec les obser-vations, par M. Mauriceau, 2 vol. *in-4°. figures* . . . . 15 l.

Le Guide des Accoucheurs, ou l'art d'ac-coucher les femmes & de les soulager, &c. par M. Mesnard, 8°. *fig.* . . . 5 l.

Traité général des Accouchemens, qui ins-truit de tout ce qu'il faut faire pour être habile accoucheur, par M. Dionis, *in-8°. fig.* . 5 l.

Anatomie de l'Homme, par le même, avec les nouvelles découvertes, augmentée de plu-

144

fieurs remarques par **M. Devaux**, *in*-8°. *fig.* 7 l.

Nouvelles obfervations fur la pratique des Accouchemens, par M. Arnaud *in*-8°. . 3 l.

Traité fur le mécanifme des Accouchemens, & obfervations fur les naiffances tardives, avec la lettre à M. Bauvart, vol. *in*-8°. . . . . 6 l.

Traitemens des maladies internes & externes, par M. Lazerme, 2 vol. *in*-12. . . 5 l.

Effai fur les différentes efpeces de Fievres, traduit de l'anglois de Jean Huxham, nouvelle édition augmentée de trois traités du même Auteur, *in*-12, 1768 . . . . . 3 l.

Précis d'opération de Chirurgie, par M. Leblanc, Profeffeur d'Anatomie & d'opérations, à Orléans, 2 vol *in*-8°. 1775. 10 l.

Traité de la Goutte & des maladies chroniques, par Ladoyan, *in*-12 broché. 1 l. 16 f.

Traité de la petite Vérole, traduit librement des Commentaires de Wan-Swieten fur les aphorifmes de Boerhaave, avec quelques réflexions du Traducteur fur la petite vérole naturelle & fur l'artificielle, par M***, Docteur Régent de la Faculté de Médecine, *in*-13. *fous preffe.*

Dictionnaire Médicinal, portatif, avec un abrégé des plantes ufuelles, *in*-12. . 3 l.

Traité des maladies Vénériennes, par M. Jauberthou, *in*-12 . . . . 2 l. 10 f.

Cours de Chirurgie de M. Col de Vilars, avec le Dictionnaire, 6 vol. *in*-12 . . 15 l.

Expofition anatomique de M. Winflow, 4 vol. *in*-12, *fig.* . . . . 12 l.

Effais anatomiques de M. Lieutaud, *in* 8°. *fig.* . . . . 7 l.

9 782329 612591